# 医学影像学
## 读片诊断图谱
### ——胸部分册

总 主 编　丁建平　王霄英

主　　编　邹　煜　高　莉

审　　阅　伍建林　张敏鸣

副 主 编　唐光才　胡春洪　王锡明　任　静
　　　　　李佩玲　李跃兴

主编助理　刘　杰　王　鹤

人民卫生出版社

**图书在版编目（CIP）数据**

医学影像学读片诊断图谱.胸部分册/邹煜，高莉主编.
—北京：人民卫生出版社，2017
ISBN 978-7-117-24481-7

Ⅰ.①医… Ⅱ.①邹…②高… Ⅲ.①影像诊断–图谱②胸
腔疾病–影象诊断–图谱 Ⅳ.①R445-64②R560.4-64

中国版本图书馆 CIP 数据核字（2017）第 096279 号

| | | |
|---|---|---|
| 人卫智网 | www.ipmph.com | 医学教育、学术、考试、健康，<br>购书智慧智能综合服务平台 |
| 人卫官网 | www.pmph.com | 人卫官方资讯发布平台 |

**医学影像学读片诊断图谱 ——胸部分册**

主　　编：邹　煜　高　莉
出版发行：人民卫生出版社（中继线 010-59780011）
地　　址：北京市朝阳区潘家园南里 19 号
邮　　编：100021
E - mail：pmph @ pmph.com
购书热线：010-59787592　010-59787584　010-65264830
印　　刷：天津市光明印务有限公司
经　　销：新华书店
开　　本：787×1092　1/16　印张：15
字　　数：365 千字
版　　次：2017 年 6 月第 1 版　2024 年 3 月第 1 版第 11 次印刷
标准书号：ISBN 978-7-117-24481-7/R·24482
定　　价：68.00 元

**打击盗版举报电话：010-59787491　E-mail：WQ @ pmph.com**
（凡属印装质量问题请与本社市场营销中心联系退换）

# 序

　　伦琴 1895 年发现 X 线后,X 线技术很快被应用于临床诊断,形成了 X 线诊断学。二十世纪七八十年代,由于核素、B 超、CT 等成像技术,特别是 MRI 相继加入,使 X 线诊断学迈入到医学影像学的新时代。近些年来,科学技术日新月异,电子技术、计算机技术的飞速发展更是推动了医学影像学的进步和完善。

　　现代医学影像学已经成为重要的临床学科,不同的成像技术,几乎覆盖到所有的疾病,涉及临床的各个学科,更是服务到所有的住院患者和越来越多的门诊患者。"治疗靠临床,诊断靠影像",这一流传的戏言,至少说明影像学在疾病诊治中的重要性已不可忽视。

　　为了用好"影像"这一"武器"为患者服务,医学生、住院医师掌握一定的影像知识,越来越重要。医学影像学是以解剖、病理为基础的直观形态学。典型病例的学习,能使我们学会如何分析病变,教我们养成正确的读片方法,是学会影像诊断的捷径。作者依此思路组织材料,以医学影像学的本科生、研究生教材大纲要求为基础,结合相关参考书进行适当扩编和补充。典型的病例图片、精炼的诊断要点归纳、简洁的鉴别和提示,给读者带来了一套内容全面、简洁方便的图书,一定会有助于医学生、住院医师影像诊断能力的提高。

　　丁建平教授早年留学日本,后又在北京大学医学部接受了省级学科带头人培训和医学影像学博士研究生培养,在骨关节影像诊断领域取得一定的成绩。王霄英教授是北京大学第一医院医学影像科新世纪脱颖而出的杰出学科带头人,也是国内外学术界知名青年专家。他们一起合作召集国内众多医院的优秀专家、学者共同完成这件有意义的事情,彰显了北京大学医学部的凝聚力,加强了同行学者间互相交流、达到了共同提高。有理由相信,这项工作的完成,不但会为医学生、临床医生提供一套优质的图书,同时也会推动学科间合作的良性互动,为此欣然作序,并鼎力向大家推荐。

北京大学第一医院医学影像科

蒋学祥

(蒋学祥教授曾任北京大学第一医院党委书记兼医学影像科主任、中华医学会放射分会常委、《中国医学影像技术》等多本杂志主编)

# 前　言

　　2009 年我作为引进人才从河北医科大学到杭州师范大学临床医学院工作,从本科生及研究生医学影像学教学工作的参与者转变为负责者,对医学影像学教学的关注和思考也多了起来。尽管医学影像学的本科及 7 年制、8 年制的教材都编写的很好,并配备了相应的图片光盘,由于受到教学大纲的课时限制,教材中病例图片较少。学生们通过光盘学习的频率很低,甚至相当多的学生直到课程结束,那张配套的图片光盘从来也没有打开过,这种现象在非医学影像专业的学生中更是普遍存在。通过纸质教具学习仍是大多数学生的首选,与同学们交流过程中也体会到同学们对相关教学辅导用书的渴望。为了对教学工作尽一点微薄之力,产生了编写一本配套教材的想法。

　　这种想法得到了北京大学第一医院影像科王霄英主任的支持,在 2010 年济南的全国放射年会期间,王霄英主任将此想法与中华放射学会青年委员们探讨,得到了宋彬主任及多数委员的赞同。于是此项工作出乎意料地变成了全国青年放射委员的一个集体活动,委员们根据自己的专业特长自选内容,经过整合和微调后开始编写。当时的设想是以本科教材及 7、8 年制教材的目录为基础,对教材中涉及的疾病按照每个疾病的每个病种一套典型图片的体量,以典型图片、简介病史、图片说明、诊断要点和相近的鉴别诊断进行组织材料,力求简洁明了,便于学习和使用。

　　编写工作得到了人民卫生出版社的支持,并列入出版计划。姚冰编审认真细致地审阅了编写的各项事宜,对编写做了非常重要的建议和重大的编写调整,将原来的《医学影像学诊断图谱》变成了《医学影像学读片诊断图谱——头颈分册》《医学影像学读片诊断图谱——胸部分册》《医学影像学读片诊断图谱——腹部分册》《医学影像学读片诊断图谱——骨肌分册》四本一套的丛书,并将读者范围从医学生扩展到住院医师和相关专业的临床医师,提升了图书的使用价值。编写内容也相应做了适当的扩充。

　　在编写过程中,由于人员众多,编写工作的协调变得十分困难,出版的周期较长,为此对及时完成书稿而不能见书的专家表示深深的歉意。

　　在统稿和修稿过程中,刘杰等医师付出了艰辛的劳动;编写工作得到了杭州师范大学的出版资助和各级领导的关心和支持,在此一并感谢。由于水平有限,加上作者众多,缺点和差错在所难免,恳请读者批评指正。

丁建平

2017 年 1 月

# 目　录

## 第一篇　呼吸系统

# 第二篇　循　环　系　统

# 第三篇 乳 腺

# 第 一 篇

# 呼 吸 系 统

呼吸系统疾病很常见且种类繁多,因具有很好的自然对比,X线和CT检查是呼吸系统疾病最主要的检查和诊断方法,在胸部疾病诊断的应用非常普遍;MRI因为有良好的软组织对比、血管流空效应,无需使用对比剂即可显示心血管结构,有助于了解纵隔病变与心脏大血管及气管、支气管的关系,常用于纵隔肿瘤的定位和定性诊断,以及肺内恶性病变累及纵隔的评估;肺内空气对超声波的反射强烈,使超声检查对肺部病变的诊断受到限制,因而主要用于胸腔积液的诊断、超声引导下胸腔积液穿刺引流。

# 第一章

# 呼吸系统正常影像表现

## 第一节 呼吸系统正常影像表现与变异

### 一、胸部解剖

胸部以胸椎、肋骨、胸骨、锁骨、肩胛骨构成胸廓支架,胸壁附以软组织和肌肉,与膈肌围成胸腔。胸腔内有由胸膜腔包绕的肺,中部为纵隔,其内有心脏、大血管、食管、气管和支气管、神经、淋巴等结构。胸部上界经胸廓入口与颈部相通,下界借横膈与腹腔相隔,两侧的上部为双肩胛带(图1-1-1,图1-1-2)。

右肺分上、中、下三个肺叶,右肺上叶包括尖、后、前三段,中叶包括外侧段、内侧段两段,下叶包括背段和内、前、外、后四个基底段;左肺分上、下两个肺叶,左肺上叶(固有上叶)包括尖后段、前段两个段以及上舌段、下舌段,左肺下叶包括背段和内前、外、后三个基底段。因此,右肺共有三叶十段,左肺共有两叶八段。叶与叶之间由叶间裂分隔,各肺叶、肺段由相应名称的支气管支配。双肺内侧中部,有出入肺的支气管、肺动脉、肺静脉、神经、淋巴等组织,统称为肺门。

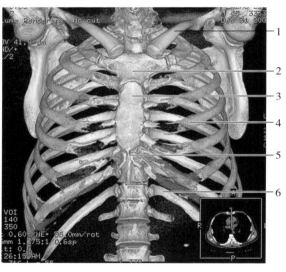

**图1-1-1 正常骨性胸廓的CT三维重建图像**

1.锁骨;2.胸骨柄;3.胸骨体;4.左侧第4前肋;5.胸骨剑突;6.左第12肋骨

### 二、胸部正常X线表现

正常胸部X线影像是胸部各种组织、结构包括胸壁软组织、骨骼、心脏大血管、肺、胸膜和膈肌等相互重叠的综合投影(图1-1-3),X线摄影是把立体的三维结构转变为二维平面图像的成像技术。某些胸壁软组织和骨结构可以投影于肺野而形成易与病变混淆的阴影。因此,胸部X摄影通常需要拍摄正位、侧位至少两个体位进行诊断,必要时还需拍摄切线位、斜位、前弓位等体位。

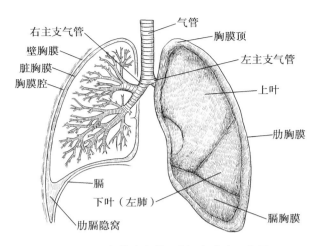

图 1-1-2　气管支气管、肺与胸膜腔示意图

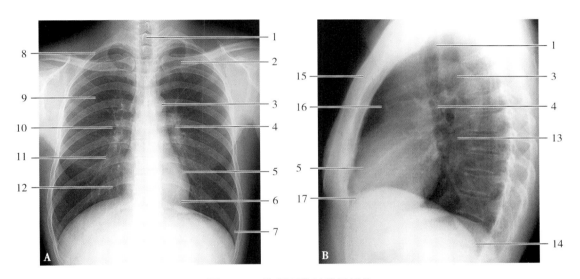

图 1-1-3　胸部正常 X 线正侧位

1. 气管；2. 锁骨；3. 主动脉弓；4. 左肺门；5. 心脏；6. 左心膈角；7. 左肋膈角；8. 右第 1 肋骨；9. 右第 2 肋骨前支；10. 右肺门；11. 右下肺动脉；12. 右心膈角；13. 降主动脉；14. 后肋膈角；15. 胸骨；16. 胸骨后间隙；17. 前肋膈角

## 三、胸部正常 CT 表现

　　胸部 CT 图像是胸部的断层影像，普通 CT 只能进行胸部横断面成像，多层螺旋 CT 除横断面成像外，还可将横断面图像重建成冠状面、矢状面图像以及任意角度的斜位图像。因胸部组织的密度差异很大，其 CT 值的范围很宽，所以在观察胸部 CT 时，至少需采用肺窗（图 1-1-4）和纵隔窗（图 1-1-5）两种窗技术，分别观察肺野与纵隔内结构，需观察胸部骨骼改变时，还需采用骨窗。

　　观察肺内病变时，应采用肺窗，必要时采用过渡窗（即窗宽加大），可以清晰显示肺内血管、支气管走行，肺内渗出性病变，肿块和结节性病变，钙化和间质性病变，空洞性病变，肺气肿，

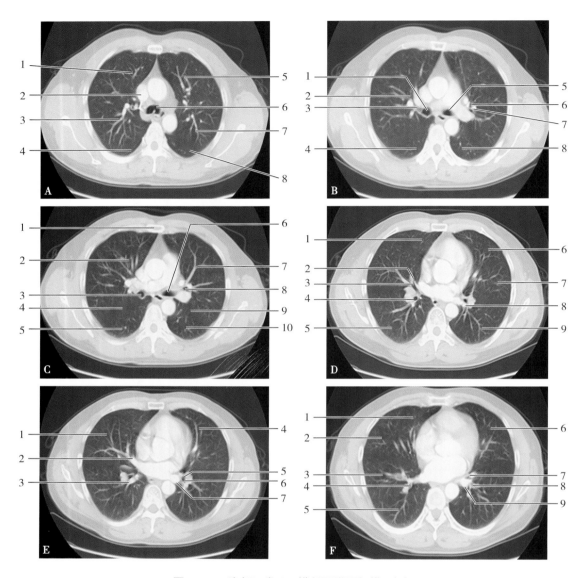

**图 1-1-4　胸部正常 CT 横断面增强扫描：肺窗**

A.气管分叉层面：1.右肺上叶前段；2.上腔静脉；3.右肺上叶后段；4.右肺斜裂；5.左肺上叶前段；6.气管分叉；7.左肺上叶尖后段；8.左肺斜裂；B.左右主支气管层面：1.右主支气管；2.右侧肺门；3.右肺上叶前段支气管；4.右肺下叶背段；5.左主支气管；6.左肺上叶前段支气管；7.左肺上叶尖后段支气管；8.左肺下叶背段；C.右中间段支气管层面：1.胸骨；2.右肺上叶；3.右中间段支气管；4.右肺斜裂；5.右肺下叶背段；6.左肺下叶支气管；7.左肺上叶前段；8.左肺上叶尖后段支气管；9.左肺斜裂；10.左肺下叶背段；D.左右支气管基底干层面：1.右肺上叶前段；2.右肺中叶内侧段支气管；3.右肺中叶外侧段支气管；4.右肺下叶支气管基底干；5.右肺下叶背段；6.左肺上叶前段；7.左肺上叶上舌段；8.左上肺静脉；9.左肺下叶背段；E.右下肺静脉层面：1.右肺中叶；2.右上肺静脉；3.右下肺静脉；4.左肺上叶舌段；5.左下肺前内基底段支气管；6.左下肺后基底段支气管；7.左下肺静脉；F.各基底段支气管层面：1.右肺中叶内侧段；2.右肺中叶外侧段；3.右肺下叶前基底段；4.右肺下叶基底干；5.右肺下叶后基底段；6.左肺舌段；7.左肺下叶内、前基底段支气管；8.左肺下叶外基底段支气管；9.左肺下叶后基底段支气管

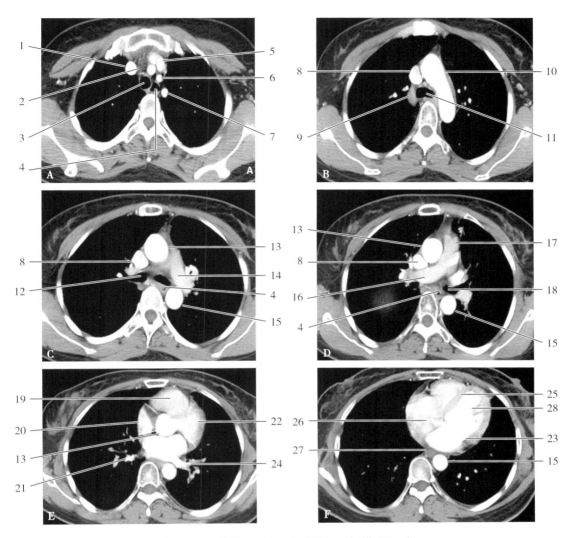

**图 1-1-5　胸部正常 CT 横断面增强扫描:纵隔窗**

1. 右头臂静脉;2. 气管前间隙;3. 气管;4. 食管;5. 左头臂静脉;6. 左颈总动脉;7. 左锁骨下动脉 8. 上腔静脉;9. 奇静脉弓;10. 主动脉弓;11. 气管分叉;12. 右主支气管;13. 升主动脉;14. 左肺动脉;15. 降主动脉;16. 右肺动脉;17. 肺动脉干;18. 左主支气管;19. 右心室;20. 右心房耳部;21. 右下肺静脉;22. 左心流出道;23. 二尖瓣;24. 左下肺静脉;25. 室间隔;26. 右心房;27. 胸导管;28. 左心室

纵隔气肿,气胸和液气胸。纵隔窗,适宜观察纵隔、心脏大血管、胸壁病变。在纵隔窗上,骨骼、强化的血管、钙化病灶、金属异物等呈白色高密度;未强化的心脏大血管、皮肤、肌肉组织、淋巴结、软组织肿物呈灰白色中等密度;纵隔、皮下及肌间脂肪组织呈灰黑色低密度;而气管、支气管及肺内气体呈黑色低密度。外伤患者及怀疑骨质破坏病变者,还必须使用骨窗进行观察。

## 四、胸部正常 MRI 表现

正常胸部结构的 MRI 表现取决于不同组织的 MR 信号强度。气管、支气管及含气肺组织因为没有氢质子,故无 MR 信号(呈黑色);心腔及纵隔大血管内因为血液快速流动,在 MRI

$T_1WI$、$T_2WI$ 上表现为流空信号,亦呈黑色,或出现因流动增强的高信号;心肌及大血管壁呈中等信号,心包在心外脂肪和心包外脂肪之间呈弧线形低信号;食管在 MRI 上呈圆 / 椭圆形中等信号,$T_2WI$ 可见分层状改变,如内含气体则见中心低信号;皮下脂肪、纵隔内脂肪及肌间隙脂肪组织在 $T_1WI$、$T_2WI$ 均呈高信号;纵隔及肺门淋巴结在纵隔大血管流空低信号及纵隔内高信号脂肪组织衬托下易于显示,呈中等信号;未退化的胸腺实质呈中等信号,边缘清楚,信号均匀,位于前上纵隔内,成年以后由于胸腺萎缩及代之以脂肪,MRI 信号增高,与周围纵隔内脂肪组织信号差别减小;胸壁脂肪组织呈白色高信号,肌肉组织呈中等信号,骨皮质呈黑色低信号,骨髓腔因富含脂肪成分,在 MRI $T_1WI$ 和 $T_2WI$ 上均呈高信号。由于 MRI 可以直接进行横断面、矢状面及冠状面等多方位成像,更有利于观察纵隔、胸壁病变的毗邻关系(图 1-1-6)。

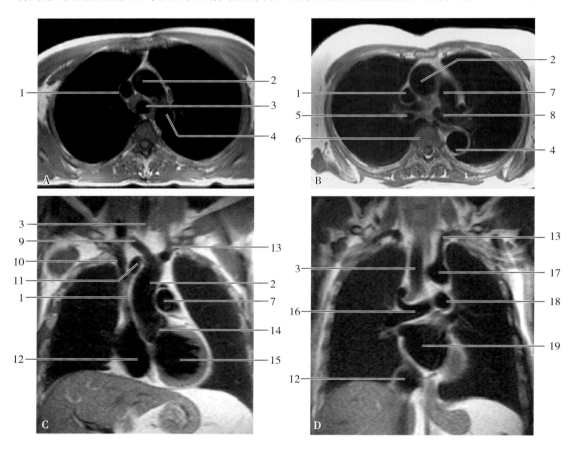

**图 1-1-6　胸部正常 MRI 横断面、冠状面 $T_1WI$**

1.上腔静脉;2.升主动脉;3.气管;4.胸降主动脉;5.右主支气管;6.第 5 胸椎;7.肺动脉干;8.左主支气管;9.无名动脉;10.右头臂静脉;11.左头臂静脉;12.右心房;13.左锁骨下动脉;14.主动脉瓣;15.左心室;16.右肺动脉;17.主动脉弓;18.左肺动脉;19.左心房

## 五、胸部常见变异

### (一)常见的肋骨变异

1. 颈肋　于第 7 颈椎一侧或两侧向外伸出,较第 1 肋骨发育小,走行较直。依据第 7 颈椎横突向下倾斜,而第 1 胸椎横突向上倾斜的特点可对颈肋或第 1 肋骨发育不全作出鉴别。

2. 叉状肋　多发生在第 3、4 肋骨,其前端呈分叉状,两支等长或一长一短,有的则呈环状。

3. 肋骨联合　为两条肋骨间有骨桥或假关节形成,以后肋多见(图 1-1-7)。

（二）常见的气管、支气管畸形与肺裂畸形

1. 气管性支气管　是支气管起源变异的一种类型,包括额外型、异位型(图 1-1-8),多发

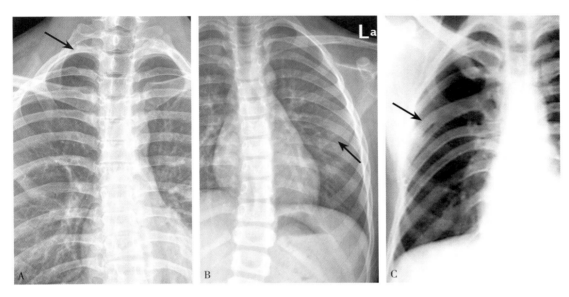

**图 1-1-7　肋骨畸形**

A. 箭示右侧颈肋;B. 箭示左侧第 4 肋骨分叉;C. 箭示右侧第 5、6 肋骨后段融合

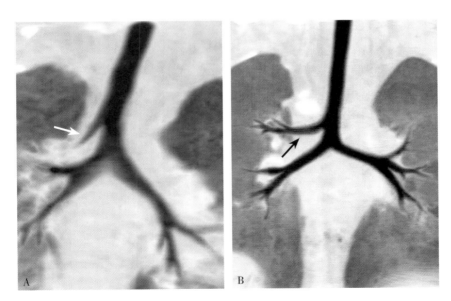

**图 1-1-8　气管支气管畸形**

气管性支气管(额外型)。A. 白箭示额外右上叶支气管起源于气管右侧壁;气管性
支气管(异位型);B. 黑箭示右上叶支气管起源于气管右侧壁

生于右上叶。额外型气管性支气管是在正常的右上叶支气管之外,另有一支起源于气管右侧壁或右上叶支气管;异位型气管性支气管是指正常的右上叶支气管缺如,而异位起源于气管的右侧壁。横断面图像上观察很容易被漏诊,而在冠状面重建图像上则容易识别。认识气管性支气管的重要意义在于,在气管插管时如果插管位置过低,容易堵塞异位开口的气管性支气管引起肺不张或肺部感染。

2. 肺叶间裂变异(奇叶、奇裂) 表现为奇静脉弓位置异常抬高,系由胚胎发生时期奇静脉移行障碍,奇静脉连同脏、壁层胸膜自肺尖向下陷入肺内,从而形成奇裂,其下缘即为弧形走行的奇静脉,奇裂的内侧是奇叶(图 1-1-9)。在 CT 横断面图像容易识别,但在后前位胸片上有时容易将奇裂内高位奇静脉弓误诊为纵隔肿块或淋巴结肿大。

3. 气管支气管憩室 是气管、支气管局部先天性发育薄弱而向气道外突出的含气囊状影,大多位于气管右后侧,局部膨出含气影可呈宽基底,也可呈裂隙样与气管相连,薄层图像上易于识别(图 1-1-10)。

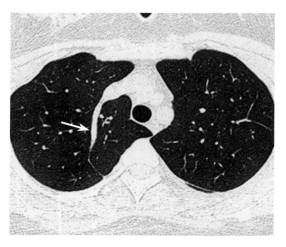

图 1-1-9 肺裂畸形(奇裂与奇叶)
白箭示奇裂内的高位奇静脉弓,其内侧即为奇叶

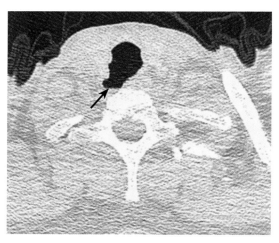

图 1-1-10 气管憩室
黑箭示气管右后侧含气囊状影,借宽基底与气管相通

# 第二节 读片方法及分析诊断思路

X 线、CT、MRI 的成像原理各不同,其组织、病理特点在图像上的表现亦不同。胸部 X 线片和 CT 显示的是组织器官间、正常组织与病理组织间的密度差异,MRI 反映的是组织之间的信号差异,其共同点都是以不同的灰度构成解剖黑白图像。相同的组织或病变在不同的影像上可以表现为不同的灰度,如致密骨组织在 X 线平片和 CT 上呈白影,而在 MRI 上则呈黑影,这是因骨组织含钙多,含氢质子少的原因。因此,只有在熟悉了各种影像检查方法的成像原理后,才能正确解读各种图像。

## 一、影像诊断原则

胸部疾病影像诊断,一般应掌握 20 字原则,即全面观察、分析病变、力求客观、结合临床、综合诊断。

## 二、影像诊断步骤

### （一）了解一般资料

1. 了解病史,核对受检者的一般资料　应注意核对申请单和影像图像上病人的姓名、检查号、性别、年龄、检查时间等,避免张冠李戴,导致严重后果。

2. 图像质量评价　图像质量的好坏直接关系到诊断的准确性,对检查部位错误、图像质量差,不能用于诊断的病例,应重新检查,切忌主观武断,硬性作出诊断。

3. 明确检查方法、检查目的和技术条件　如是CT平扫还是增强,MRI扫描是何种序列,等等。

### （二）全面仔细阅读影像图片

1. 全面观察　在分析胸片时,应注意按序观察胸廓、肺、纵隔、膈肌、胸膜、心脏及大血管,其中肺要观察整个肺野和肺门。分析胸部CT图片时,应注意观察每一层图像的肺窗、纵隔窗,以及每一张图像上所有结构。

2. 对比观察　位置对比(左右对比、上下对比),有利于发现病变;增强前后对比,有利于确定病灶的大小、范围、强化特点,利于定性;不同检查方法及检查体位对比;两次检查前后对比;特定患者与普通正常人对比等。

3. 重点观察　发现病变后,要重点观察病变大小、数目、形态、边缘、位置、分布、密度或信号改变,邻近结构改变等。①病变的位置和分布:结核易发生在上叶尖后段和下叶背段;而细菌性肺炎易出现叶段分布的特点;②病变的数目和形状:肺内多发球形病灶多为转移瘤,而单发球形病灶则应考虑为肺癌、结核球、错构瘤等;③病变边缘:一般良性肿瘤、慢性肉芽肿性炎症和病变愈合期,边缘锐利或光滑;恶性肿瘤、急性炎症和病变进展阶段边缘多模糊;④病变密度:肺内密度降低可为肺气肿或肺大疱所致,密度增高为肺实变或占位病变引起;⑤邻近结构的改变:胸部大面积密度增高时,可根据胸廓扩大或是塌陷,肋间隙增宽还是变窄,膈位置下降或是上升,纵隔是推移或牵拉等改变可帮助来判断病变性质,前者为胸腔积液,而后者则多为肺不张、胸膜肥厚粘连所致。

### （三）结合临床资料进行综合分析与诊断

在全面观察影像表现后,结合临床资料,包括病人的年龄、性别、职业史和接触史、生长和居住地、家族史以及病人的症状、体征和实验室检查结果等,可以得出以下几种可能的诊断意见:

1. 否定诊断　影像表现是正常、正常变异、或未见异常。

2. 肯定诊断　影像学表现准确反映了疾病的本质,出现疾病本质的特异性征象,可确诊,如气胸、液气胸。

3. 可疑诊断　通过对影像信息和临床资料的全面分析,不能确定病变的性质,可提出几种可能的病变诊断,并提出进一步检查或其他建议。

4. 现象诊断　发现某种征象,但不能确定是否为病变,需提出进一步检查或其他建议。

（唐光才）

# 第 二 章

# 气管与支气管疾病

## 第一节　先天性支气管囊肿

先天性支气管囊肿见图 2-1-1。

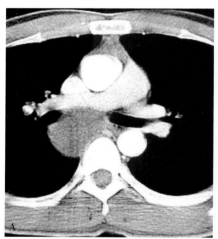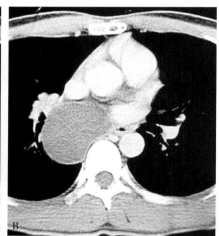

**图 2-1-1　右中纵隔支气管囊肿**

男性,23岁,无自觉症状,体检胸片发现纵隔增宽。A、B.胸部 CT 增强纵隔窗显示气管分叉下偏右侧类圆形囊性占位,边界清楚,囊壁薄、轻度强化,囊内密度均匀、无强化,CT值 32HU,手术病理证实为支气管囊肿

【诊断要点】

①多在青少年时期发病,男性多于女性,纵隔型支气管囊肿多位于气管旁,隆凸下和左主支气管旁,肺内型支气管囊肿多位于两肺下叶;②囊肿较小时多无症状,囊肿较大者出现呼吸道和食管压迫症状,囊肿破入支气管,可引起继发性肺内感染症状;③X线胸片示纵隔内圆形或类圆形边缘光滑的致密影,无分叶或钙化征象,如囊肿与支气管相通,其内可见气液平;④CT 表现为气管或主支气管壁附近囊状类圆形水样密度病灶,囊壁薄而均匀,多无钙化;⑤MRI $T_1$ 加权图像上呈均匀低信号 / 或高信号(含蛋白质),$T_2$ 加权像上呈高信号;⑥CT/MRI 增强扫描可见囊壁强化;⑦囊肿合并感染影像表现为:囊壁变厚、囊壁周围渗出改变、囊内液平、邻近胸膜反应。

【鉴别诊断】

（1）心包囊肿：二者密度或 MRI 信号相同，但病变位置不同：心包囊肿常位于前肋膈角区，胸片上呈泪滴状。

（2）肺脓肿：肺内型支气管囊肿伴感染时需与肺脓肿鉴别，后者常有畏寒、高热、咳大量脓痰等症状，脓肿壁较支气管囊肿厚，经抗炎治疗后脓肿一般会缩小。

（3）食管囊肿：罕见，位于后纵隔前部食管旁，食管可受压移位，囊肿壁较厚，呈软组织密度，囊内含黏液，CT 值比液体略高，增强扫描时，囊壁可明显强化。

# 第二节　气管、支气管异物

图 2-2-1~ 图 2-2-5 示气管、支气管异物。

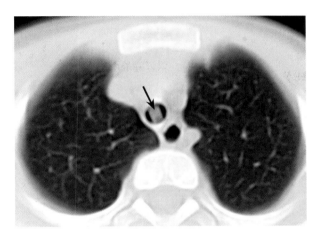

**图 2-2-1　气管异物**

黑箭示气管内异物，双肺阻塞性肺气肿

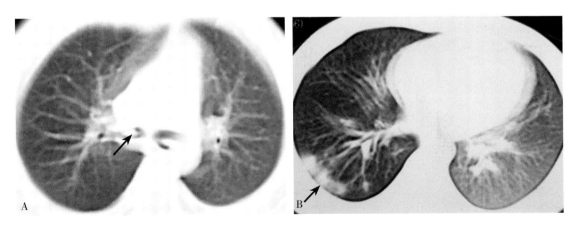

**图 2-2-2　右主支气管异物伴阻塞性肺炎和阻塞性肺气肿**

男性，3 岁，误吸瓜子壳 4 天。A. 黑箭示右主支气管内异物；B. 黑箭示右肺下叶阻塞性肺炎，右肺密度弥漫均匀减低（阻塞性肺气肿）

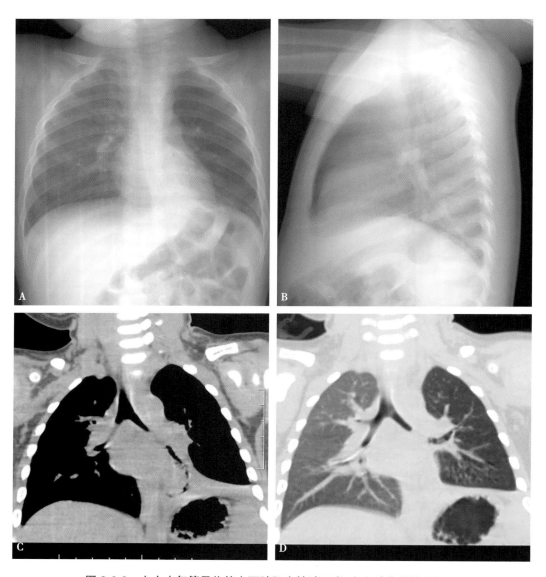

**图 2-2-3 左主支气管异物伴左下肺阻塞性肺不张、左上肺代偿性肺气肿**

男性,1岁,误吸入花生米、刺激性呛咳、发热14天。A、B. 正侧位胸片,示左侧肺野透光度增强,心影后区条状影,侧位显示前纵隔间隙增宽,密度减低;C、D. CT扫描冠状面重组图像,示左主支气管内柱状软组织密度;左肺下叶肺不张,斜裂下移,左肺上叶均匀肺实质密度减低(代偿性肺气肿)

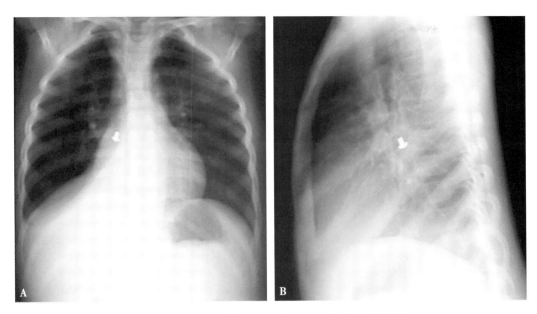

图 2-2-4　右下叶支气管内金属异物伴右下肺阻塞性肺不张

男性,10 岁,有螺钉误吸入史。A、B.正侧位胸片示右下叶支气管内金属异物(白色阴影),右下肺体积缩小、密度增高,呈尖端指向肺门的三角形实变影,右上肺透光度增高,提示右下肺阻塞性肺不张及右上肺代偿性肺气肿

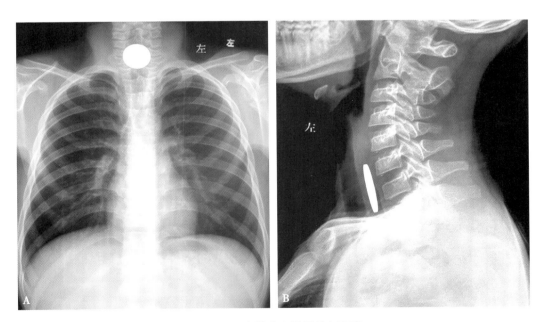

图 2-2-5　食管内金属异物(硬币)

A. 正位片金属异物呈圆形;B. 侧位呈长条形,位于颈6,7椎体前方、气管后方

**【诊断要点】**

①儿童多见,有明确的异物吸入史;②可有阵发性刺激性呛咳、呼吸困难、发绀、窒息等,继发感染后有咳嗽发热表现;③X线和CT可清楚显示气管、支气管内金属异物的位置、形态、大小(图 2-2-3);④非金属类异物X线透视可显示纵隔摆动,X线和CT可以显示肺野透亮度改变、阻塞性肺炎和肺不张等间接征象(图 2-2-4、图 2-2-5),CT多平面重建图像及仿真内镜技术可以显示非金属异物的具体位置。

**【鉴别诊断】**

(1) 食管内异物:食管内硬币样扁圆异物多呈冠状位(图 2-2-5),气管内硬币样扁圆异物多呈矢状位,侧位投照有利于鉴别。螺旋CT扫描多平面重组对于鉴别气道、食管异物及其具体位置有非常重要价值。

(2) 支气管炎及肺炎:支气管异物极易误诊为肺炎,但肺炎常有上呼吸道感染史及发热等症状,无异物吸入史,影像检查中气管和支气管内无异物,不出现纵隔摆动、肺野透亮度增加等气道阻塞改变。

# 第三节 支气管扩张

图 2-3-1~ 图 2-3-3 示支气管扩张。

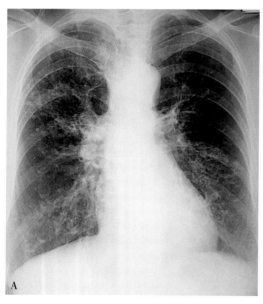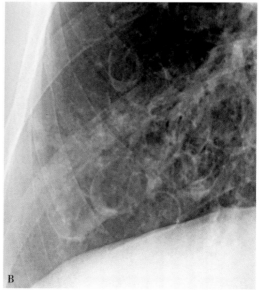

**图 2-3-1 支气管扩张症**

男性,55 岁,咳嗽、咳脓臭痰、咯血20 余年。A. 后前位胸片,示右上肺肺纹理增多、粗乱,双中下肺野多发大小不等薄壁环形影,似卷发样改变;B. 右下肺局部放大像,见部分环形透光区内有液 - 气平面

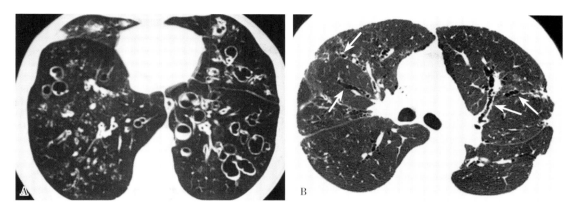

图 2-3-2　支气管扩张症

A.常规CT扫描,示双肺下叶、左肺舌叶多发囊状支气管扩张,管壁增厚,其内可见液-气平面;B.另一病例,HRCT,示右肺上叶、左肺舌叶支气管扩张呈柱状(箭),支气管管壁增厚

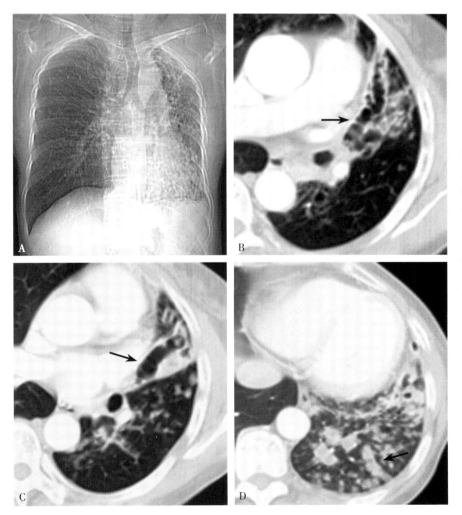

图 2-3-3　左肺舌叶、下叶支气管扩张症

女性,56 岁。咳嗽1年。A. CT 定位像,示左胸廓塌陷,左侧肺野肺纹理增多增粗紊乱;B、C. CT 扫描,示左肺舌叶支气管呈串珠样扩张(黑箭);D. 心室层面,示左下肺支气管黏液栓(黑箭)

【诊断要点】

①儿童和青壮年多见,主要临床表现有咳嗽、咳脓痰、咯血,合并感染时可有发热、白细胞增高,约 1/3 患者出现杵状指;②根据形态可分为:囊状型、柱状型及静脉曲张型支气管扩张;③轻度的支气管扩张在 X 线胸片可表现正常,显著的支气管扩张在胸片上表现为肺纹理增粗、紊乱或呈卷发样改变提示支气管扩张(图 2-3-1);④支气管扩张需进行高分辨率 CT(HRCT)或薄层 CT 检查;⑤柱状支气管扩张:HRCT 显示支气管壁增厚,管腔增宽,当病变支气管走行与 CT 扫描平面平行时表现为"轨道征"(pathway sign),与 CT 扫描平面垂直时表现为"印戒征"(ring sign);静脉曲张型支气管扩张:HRCT 显示为支气管径呈粗细不均的囊柱状改变,壁不规则,可呈念珠状(图 2-3-3);囊状支气管扩张:HRCT 表现为一组或多发性含气囊腔,含气囊腔与支气管连续;若继发感染,囊内可出现液 - 气平面,是囊状支气管扩张最具特异性的征象(图 2-3-2A)。

【鉴别诊断】

(1)先天性肺囊腺样畸形:儿童多见,多于继发感染后出现咳嗽、咳痰、咯血,胸片、CT 表现为实变伴多发大小不等的囊肿。

(2)过敏性支气管肺曲霉菌病:患者有哮喘病史,对曲霉菌过敏,影像表现为支气管扩张伴管腔内黏液栓,呈分支状或"指套"样改变,上肺多见。

# 第四节　慢性支气管炎

图 2-4-1 和图 2-4-2 示慢性支气管炎。

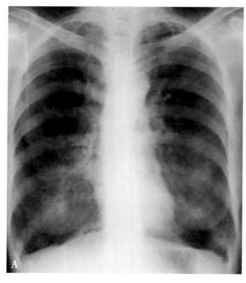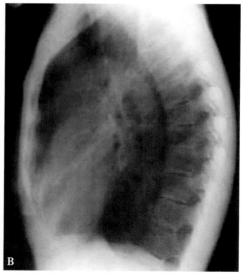

**图 2-4-1　慢性支气管炎、肺气肿**

女性,72 岁,反复咳嗽、咳痰 40 余年。A、B.后前位胸片及侧位胸片,示胸廓呈桶状,前后径增加,肺野透光度增高,肺纹理稀少,膈肌低平,肋膈角变钝,心前间隙增宽,心影狭长、悬垂

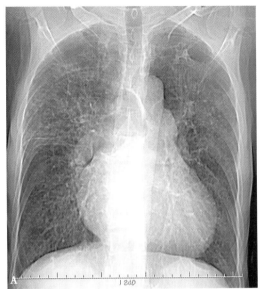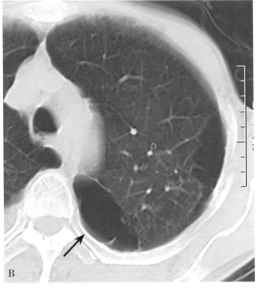

**图 2-4-2　慢性支气管炎伴肺气肿、肺心病**

男性,57 岁,咳嗽、咳痰、30 余年,加重伴气紧、心累 1 年。A. 后前位胸片,示双肺透光度增强,肺纹理增多、模糊,心影明显增大,心尖圆钝,肺动脉段突出,右下肺动脉增粗并突然截断;B. CT 扫描,示肺野透光度增强、肺纹理增多、模糊,右肺上叶斑片渗出影,左侧胸膜下肺大疱(黑箭)

【诊断要点】

①患者多为中老年,常在冬季反复发作,慢性进行性咳嗽连续两年以上,每年连续咳嗽、咳痰至少三个月;② X 线表现肺纹理增多、增粗、扭曲、紊乱,以两肺中下野为著;③合并肺气肿时,双侧肺野透亮度增强,肺体积增大,肺纹理纤细、稀疏(图 2-4-1);④合并弥漫性间质纤维化时,肺野透亮度减低,网状纹理增多,常同时合并胸膜增厚粘连、肋膈角变钝;⑤合并感染时,显示肺纹理模糊不清,或沿肺纹理出现大小不等的片状模糊影;⑥ CT 可显示支气管及分支的管壁弥漫性增厚,合并肺气肿时,表现为双上肺为著的弥漫多发无壁囊样透亮区(小叶中心型肺气肿)以及肺大疱,并发肺动脉高压时,可出现肺动脉主干和肺动脉分支增宽改变(右肺动脉直径 >15mm)等(图 2-4-2)。

【鉴别诊断】

结合临床病史,慢性支气管炎诊断不难。但有时需要与肺结核、肺间质纤维化、支气管扩张等相鉴别。

(1) 肺结核:X 线或 CT 影像上表现为多发性、多形性、新老不一的病灶,局灶性肺气肿。

(2) 肺间质纤维化:HRCT 可显示肺小叶间隔增厚、索条、肺结构扭曲以及胸膜下区"蜂窝"改变。

(3) 支气管扩张:慢性支气管炎常合并轻度的柱状支气管扩张。HRCT 可清晰显示增粗的支气管位置及形态,易于鉴别。

# 第五节 气 管 肿 瘤

图 2-5-1~ 图 2-5-3 为气管肿瘤病例。

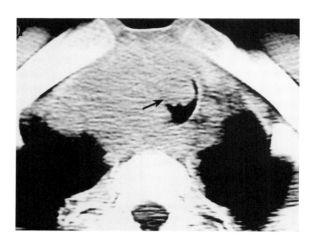

**图 2-5-1 气管鳞状细胞癌**

男性,39 岁。活动后气促,进行性加重 5 个月,不能平卧 1 周。CT 纵隔窗示气管右侧壁显著增厚,与周围结构分界不清,并见软组织结节影凸向气管内,气管管径变窄、不规则(黑箭)

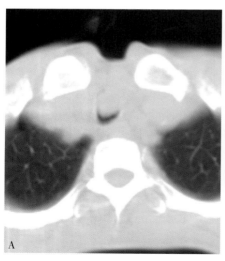
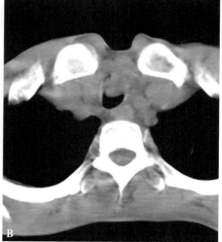

**图 2-5-2 气管肿瘤**

女性,37 岁,反复咯血、喘鸣 1 年。A. 肺窗示气管明显狭窄;B. 纵隔窗见气管左前壁宽基底结节状软组织影凸向气管腔,表面光滑

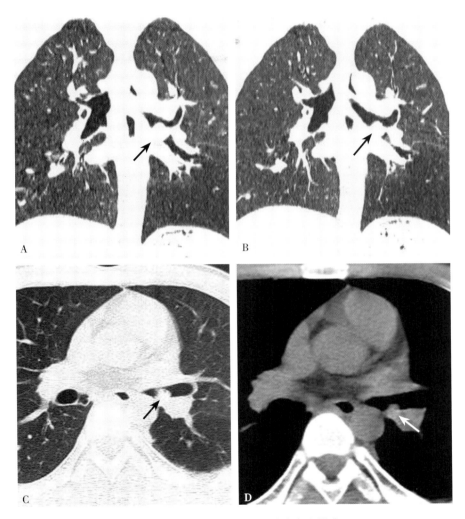

图 2-5-3　左主支气管后壁黏液表皮样癌

男性,23 岁,咳嗽咳痰 2 个月,痰中带血伴胸闷 1 周。病理:(左下肺)唾液腺源性肿瘤,结合免疫组化结果符合黏液表皮样癌。A、B. 冠状面重建,示左肺下叶支气管开口处可见结节状高密度影(黑箭);C. 肺窗,示结节状密度增高影(黑箭);D. 纵隔窗,示结节状密度增高影(白箭)

【诊断要点】

①儿童的气管肿瘤绝大部分(90%)为良性,成人者恶性占多数,好发于气管下 1/3;②主要临床表现为干咳、进行性呼吸困难、喘鸣,血痰;③ X 线胸片、气管断层片见气管腔内软组织阴影;④气管良性肿瘤 CT 表现:生长缓慢,表面光滑,黏膜完整,常有瘤蒂,密度均匀,强化不明显,气管壁厚度较均匀,不发生转移(图 2-5-2);⑤气管恶性肿瘤 CT 表现:呈不规则形或菜花状突向管腔内,基底部较宽广,气管壁不均匀增厚(图 2-5-1,图 2-5-3),可向管腔外生长,密度均匀或不均匀,强化较明显,常伴有纵隔内淋巴结肿大。

【鉴别诊断】

气管肿瘤临床上常被误诊为支气管哮喘,用抗哮喘药物不能缓解者,应考虑有本病的可能。CT 扫描多平面重组能很好地显示肿瘤的部位、鉴别良恶性和侵犯范围,并能鉴别颈部其他来源肿瘤侵犯气管。

(唐光才)

# 参 考 文 献

1. 徐长青,张俊祥,马宜传,等. 多层螺旋 CT 对气道异物的诊断价值. 临床放射学杂志,2012,31(8):1170-1173.

2. 赵世俊,唐威,吴宁. 隔支气管囊肿的 CT 诊断. 癌症进展,2012,1(5):440-444.

3. 邱小明,陈军,周清华. 原发性气管肿瘤的诊断与治疗进展. 中国肺癌杂志,2011,14(1):58-62.

4. Lee DH,Park CK,Kum DY,et al. Clinical characteristics and management of intrathoracic bronchogenic cysts:a single center experience. Korean J Thorac Cardiovasc Surg,2011,44(4):279-284.

5. McAdams HP,Kirejczyk WM,Christenson ML,et al. Bronchogenic Cyst:Imaging Features with Clinical and Histopathologic Correlation. Radiology,2000,217:441-446.

6. Hegde SV,Hui PK,Lee EY. Tracheobronchial foreign bodies in children:imaging assessment. Semin Ultrasound CT MR,2015,36(1):8-20.

7. Haliloglu M,Ciftci AO,Oto A. et al. CT virtual bronchoscopy in the evaluation of children with suspected foreign body aspiration. European Journal of Radiology,2003,48(2):188-192.

8. Ngo AH,Walker CM,Chung JH,et al. Tumors and Tumorlike Conditions of the Large Airways. American Journal of Roentgenology,2013,201:301-313.

9. Ko JM,Jung JI,Park SH,et al. Benign Tumors of the Tracheobronchial Tree:CT-Pathologic Correlation. American Journal of Roentgenology,2006,186:1304-1313.

10. Heidinger BH,Occhipinti M,Eisenberg RL,et al. Imaging of Large Airways Disorders. American Journal of Roentgenology,2015,205:41-56.

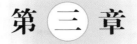

# 第三章

# 肺先天性疾病

## 第一节 肺发育异常

图 3-1-1~ 图 3-1-4 为肺发育异常病例。

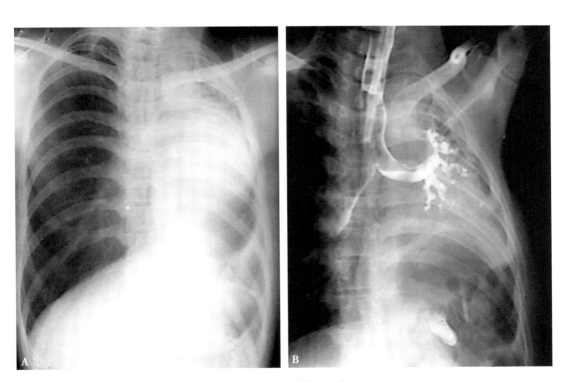

**图 3-1-1　左肺发育不全**

男性,35 岁,反复咳嗽、咳痰、咯血 20 年,受凉后加重。A. 后前位胸片,示左侧胸廓塌陷,左侧肺野透光度减低,纵隔左移,左膈肌升高,右肺代偿性肺气肿;B. 支气管造影,示左侧支气管分叉数目减少、发育不全

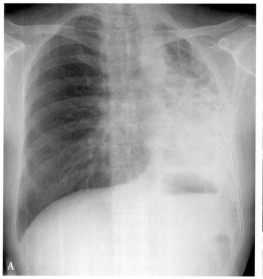

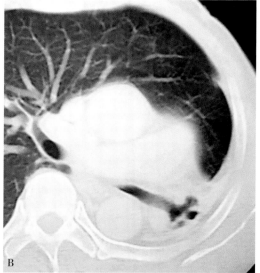

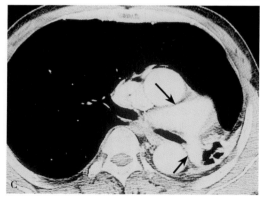

图 3-1-2　左肺发育不全

男性,44 岁,反复咳嗽、活动后气紧 20 余年。A. 后前位胸片,示左侧胸廓塌陷,左侧肺野透光度减低,纵隔左移,左膈肌升高;B. CT 肺窗,示右肺疝入左侧胸腔,左侧支气管呈杵状;C. 增强 CT 纵隔窗,示心脏大血管疝入左侧胸腔,左肺动脉(短箭)较右肺动脉(长箭)明显变细

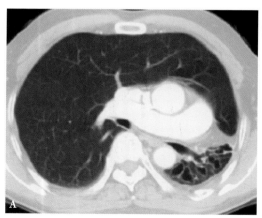

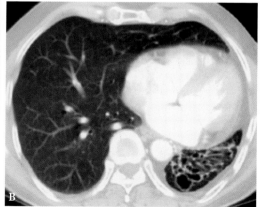

图 3-1-3　左肺发育不全

男性,63 岁,反复咳嗽、咳痰、咯血30 余年。胸廓对称,无塌陷。A、B.肺窗,示左肺体积显著小于右肺,左侧支气管呈盲囊状

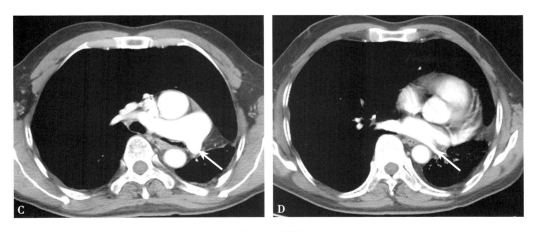

图 3-1-3（续）

C、D. 增强扫描，示左肺动脉（白箭）和左下肺静脉（白箭）显著小于右肺动脉及右下肺静脉，心脏纵隔左移

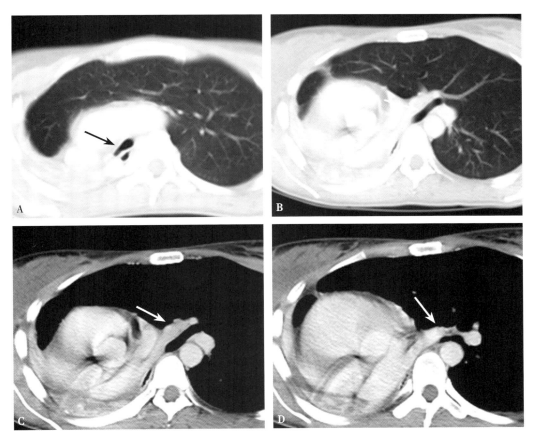

图 3-1-4 右肺未发育

女性，25 岁，因小肠肿瘤术前检查发现"右肺病变"。A、B. CT 肺窗，右主支气管变细、呈盲囊状（黑箭），未见右肺组织，左肺疝入右侧胸腔，白箭示左主支气管；C、D. 增强扫描纵隔窗，示心脏居于右侧胸腔，左上肺静脉（白箭）、左下肺静脉（白箭）显示正常，右肺静脉未显示

**【诊断要点】**

①组织学包括三种类型:肺未发生(agenesis):患侧肺、支气管、肺血管缺如;肺未发育(aplasia):支气管原基呈一终端盲囊,未见肺血管及肺实质(图3-1-4);肺发育不全(hypoplasia):可见支气管、血管和肺泡组织,但数量和(或)容积减少(图3-1-1~图3-1-3);②主要临床表现为呼吸困难和长期反复呼吸道感染,病情轻微者可无明显临床症状;③X线表现:一侧肺不发育及发育不全的患侧胸部密度增高,纵隔向患侧移位,患侧膈升高(图3-1-1),患侧肺动脉分支细小,数量减少,对侧肺动脉分支粗大;④CT示患侧胸廓小,一侧肺发育不全显示患侧密度增高,体积变小,主支气管变细,肺动脉细小;肺叶发育不全显示病变的肺叶密度增高,呈三角形或类圆形,三角形病灶尖端指向肺门(图3-1-2,图3-1-3)。

**【鉴别诊断】**

(1) 一侧性肺不张:患侧肺动脉管径正常,胸廓塌陷程度重。

(2) 一叶性肺不张:可见到尖端指向肺门的三角形致密影,肺发育不全时无此征象。

# 第二节　肺 隔 离 症

图3-2-1和图3-2-2为肺隔离症病例。

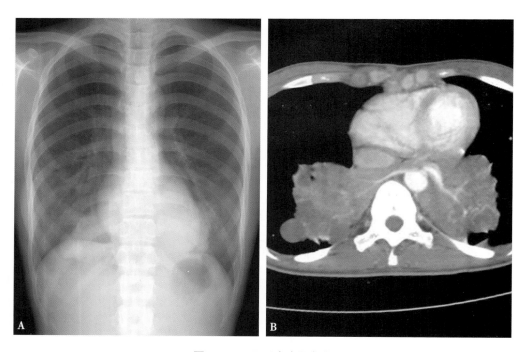

**图3-2-1 双下肺肺隔离症**

女性,46岁,反复咳嗽、咳痰、痰中带血5年。A.正位胸片,示双下肺内中带脊柱旁实变影,心左、右缘清晰;B.增强CT纵隔窗,示双下肺、脊柱旁不规则软组织密度肿块影,各自可见一粗大供血动脉起源于降主动脉

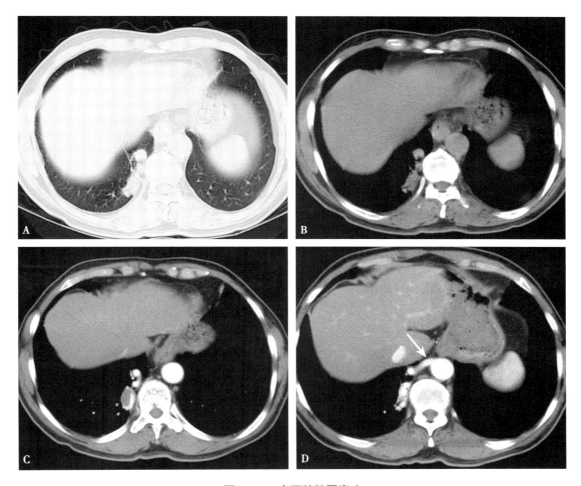

图 3-2-2　右下肺肺隔离症

男性,60 岁,体检发现右下肺占位一周。A、B. CT 平扫肺窗和纵隔窗示右下肺野团片状密度增高影;C、D. 增强 CT 示右下肺囊实性不规则肿块影,供血动脉来自于降主动脉(白箭),具有特征性诊断价值

【诊断要点】

①肺隔离症又称为支气管肺隔离症,指一部分肺组织与正常肺分隔,并且不接受肺动脉分支的血液,仅接受体循环异常血管的供血,包括肺叶内型和肺叶外型,好发于左下肺后基底段;②主要临床表现为反复发热、咳嗽、咳痰、咯血或痰中带血;③X 线表现:左或右下肺脊柱旁圆形或椭圆形致密影,边缘光滑、清楚,密度均匀;当病变与支气管相通时,形成单发或多发囊腔影,壁薄,有液平面;④CT 可表现为多种形态,如囊状空腔、实性肿块或囊实性病变,边缘光滑,增强扫描发现来自降主动脉的异常血管分支进入病灶具有诊断价值(图 3-2-1,图 3-2-2);⑤MRI 肺隔离症的囊性病变在 $T_1WI$ 为低信号,$T_2WI$ 为高信号,实性病变 $T_1WI$ 为中等信号,$T_2WI$ 呈高信号。MRI 血管成像可显示供血动脉的形态和全长。

【鉴别诊断】

X 线平片常将该病误诊为肺囊肿、肿瘤或后纵隔神经源性肿瘤,CT 增强扫描或 MRI 显示病变的特征性的异常体循环供血可资鉴别。

# 第三节　肺动静脉瘘

肺动静脉瘘病例见图 3-3-1（见文末彩图）和图 3-3-2。

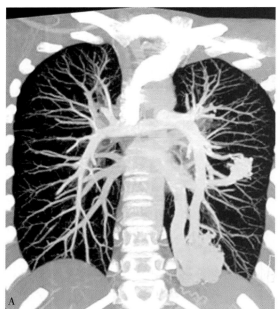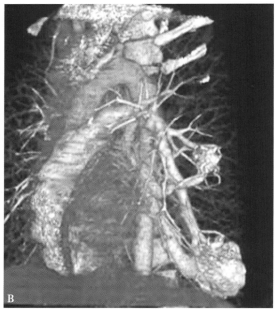

**图 3-3-1　左下肺多发肺动静脉畸形**

男性，27 岁，活动后心累、气紧、口唇发绀 2 年，咯血 2 天，左下肺闻及连续性血管杂音。A. 胸部增强 CT 最大密度投影图像；B. 容积再现图像，示左肺一大一小两个不规则团块状影，与肺动脉强化程度一致，均可见增粗的肺动脉供血及粗大的引流肺静脉

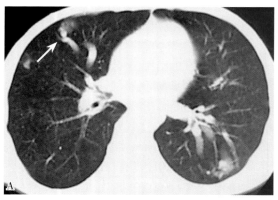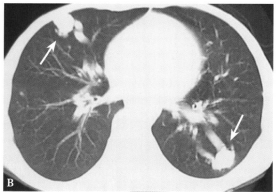

**图 3-3-2　多发肺动静脉畸形**

男性，15 岁，反复咯血 1 个月。A~C. 胸部增强 CT 扫描肺窗，示右肺中叶、双下肺多发增粗、迂曲的血管影，及与之相连的结节影

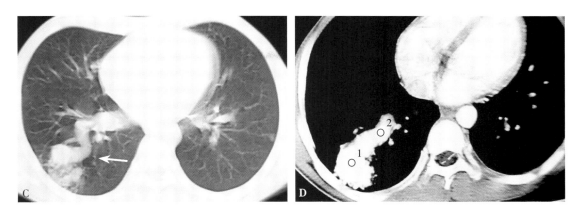

图 3-3-2（续）

D. 纵隔窗，示右下肺结节影与肺静脉相连，二者同步强化

【诊断要点】

①肺动静脉瘘又称肺动静脉畸形，是肺动脉与肺静脉的直接交通形成的血流短路，可分为单纯型、复杂型和弥散型。单纯型：输入、输出血管各一条，交通血管呈瘤样扩张；复杂型：输入及输出血管各为多条；弥散型：两肺广泛分布的肺小动脉与肺小静脉直接交通；②临床上可有心慌、气短、咳血痰、口唇青紫、杵状指等，部分患者无症状，男女发病率相似；③X 线平片可表现为孤立或多发结节、肿块，其肺门侧常见粗大扭曲的血管影，下叶多见，多位于肺门附近或胸膜下；弥漫型者表现为两肺广泛血管纹理增多、粗乱；④DSA 或 CT 增强显示肺动脉及其分支显影后，肺静脉提前显影，并可清楚显示病变的类型（图 3-3-1，图 3-3-2）。

【鉴别诊断】

应与肺囊肿、肺结核球、良性肿瘤及肺癌等鉴别，增强 CT 检查，病变区瘤囊与肺动脉一致性显著强化，肺静脉提前显影，可资鉴别。

（唐光才）

# 参 考 文 献

1. 张琳,李欣,王春祥,等. 儿童肺不发育-发育不良综合征的影像学诊断. 临床放射学杂志,2009,28(2): 238-241.

2. 吴海涛,吴勇建. 多层螺旋 CT 对肺隔离症的诊断价值. 黑龙江医学,2014,38(10):1151-1152.

3. 黄源义,万兵,刘四斌. MSCT 肺动脉血管成像诊断肺血管病变的临床价值. 放射学实践,2010,25(12): 1354-1357.

4. Lee EY,Boiselle PM.,Cleveland RH. Multidetector CT Evaluation of Congenital Lung Anomalies. Radiology, 2008,247(3):632-648.

5. Naile Bolca,Uğur Topal,Sami Bayram. Bronchopulmonary sequestration:radiologic findings. European Journal of Radiology,2004,52(2):185-191.

6. Sheung-Fat Ko,Shu-Hang Ng,Tze-Yu Lee,et al. Noninvasive Imaging of Bronchopulmonary Sequestration. American Journal of Roentgenology,2000,175:1005-1012.

7. González SB,Busquets JCV,Figueiras RG,et al. Imaging Arteriovenous Fistulas. American Journal of Roentgenology,2009,193:1425-1433.

# 第四章

# 肺 部 炎 症

## 第一节　大叶性肺炎

图 4-1-1 和图 4-1-2 为大叶性肺炎病例。

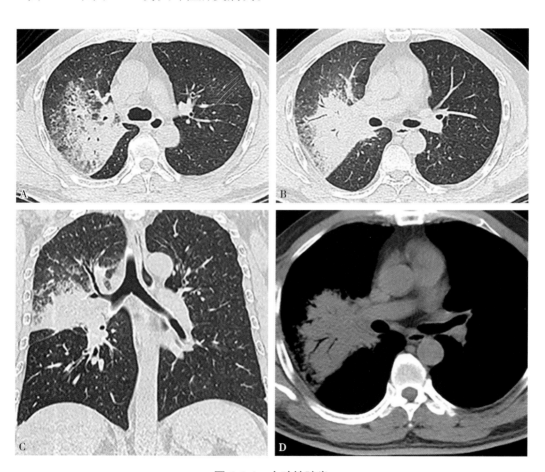

**图 4-1-1　大叶性肺炎**

男性,54 岁,糖尿病 5 年,发热、咳嗽 7 天。A~D. CT 示右肺上叶见大片密度增高实变影,其内可见支气管充气征

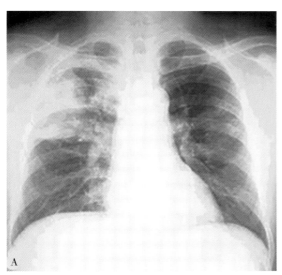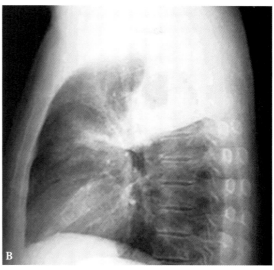

图 4-1-2　大叶性肺炎

女性,25 岁,发热伴咳嗽、咳痰 3 天。A、B.平片示右上肺片状密度增高影,边缘模糊

【诊断要点】

①青壮年多见,急性起病,常伴畏寒、高热,典型有咳铁锈色痰。血常规白细胞增高。②CT 表现与病理分期密切相关,实变期常表现大片密度增高影,密度较均匀,以肺叶或肺段分布,其内可见支气管充气征,病变常被叶间胸膜阻隔,接触面平直,肺体积可缩小,原因是支气管黏液栓或肺泡 Ⅱ 型上皮损伤所致;消散期呈散在、大小不一斑片实变。③临床抗炎治疗有效,CT 复查病灶短期内明显吸收。

【鉴别诊断】

(1) 干酪性肺炎:为肺部结核感染肺炎型,与大叶性肺炎影像表现类似,其病变内常出现坏死区及多小空洞表现,此外临床结核中毒症状及痰培养有助于辨别。

(2) 肺不张:临床无感染征象,近端支气管阻塞,肺体积缩小,叶间裂移位。

# 第二节　支气管肺炎

图 4-2-1 为支气管肺炎病例。

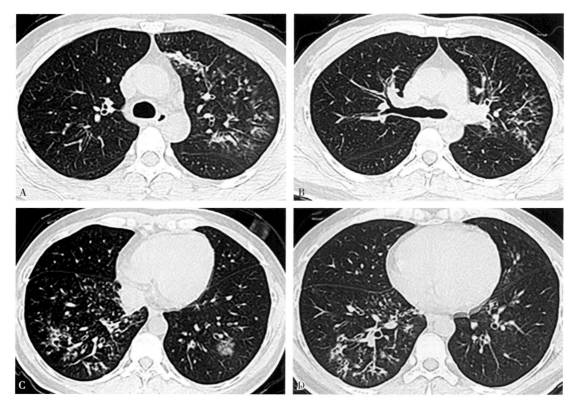

图 4-2-1 支气管肺炎

女性,36 岁,咳嗽伴发热 4 天。A~D. CT 示两肺支气管壁增厚改变,局部边缘模糊,左肺上叶舌段及两肺下叶可见沿支气管血管束分布散在小斑片模糊实变,部分可见呈树芽状改变

【诊断要点】

①好发于小儿、老年人、住院患者和其他抵抗力低下的人群,常伴发热、咳嗽及血象升高;②CT 表现:病变好发于两下肺的内中带,呈双侧散在分布,长期卧床者多见脊柱旁或两肺下叶;③典型者表现为沿支气管分布的斑点状或小片状实变,边缘较模糊,呈树芽征,病变可融合成片状,不局限于肺段或肺叶范围内;④临床抗炎治疗 2~3 周病灶可完全吸收,融合成片的炎症长期不吸收可演变为机化性肺炎。

【鉴别诊断】

(1) 支气管扩张:如果支气管扩张伴感染,也出现支气管周围斑片影,但支气管扩张典型影像学表现可见支气管管径增宽,呈"双轨征""印戒征",临床出现咯血及清晨多脓痰症状。

(2) 肺结核:临床多有典型结核中毒症状,结核影像学典型表现为三多三少,即多灶性,多态性,多钙化,少肿块,少聚集,少增强。当然不典型结核鉴别有一定困难,可以试验性抗炎治疗,一般结核抗炎效果不佳,加以鉴别。

# 第三节 支原体肺炎

图 4-3-1~ 图 4-3-3 为支原体肺炎病例。

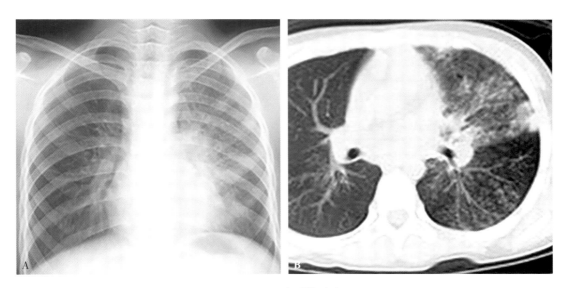

**图 4-3-1 支原体肺炎**

男性,11 岁,咳嗽发热 2 周。A. 胸片示左上肺纹理增多呈条索状及网格状阴影;B. CT 示左肺支气管血管束增粗、模糊,可见小灶性实变,有融合增大趋势

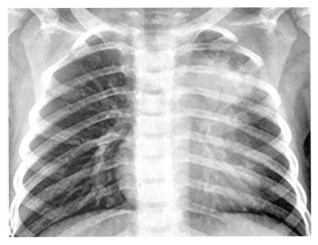

**图 4-3-2 支原体肺炎**

女性,3 岁,发热伴咳嗽 3 天。胸片示左上肺片状密度增高实变

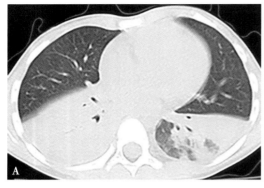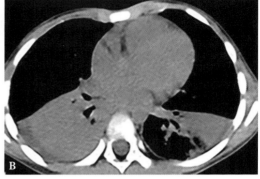

图 4-3-3　支原体肺炎

女性,5 岁。A、B. CT 显示两肺下叶大片实变,肺体积缩小,右侧胸腔少量积液

【诊断要点】

①多数患者症状较轻,部分患者体温可达 38℃以上,少数重症患者有高热及呼吸困难,实验室检查支原体抗体呈阳性,发病后 2~3 周血冷凝集试验比值升高,临床使用大环内酯类抗生素抗炎治疗有效,一般 1~2 周病变可以明显吸收或完全吸收。②X 表现:病变多见于下叶,早期主要是间质性炎症改变,表现为肺纹理增多及网状影,病变的分布和形态个体差异较大。较典型的表现为自肺门附近向肺野外围伸展的大片扇形影。③CT 表现:本病早期主要改变为间质炎症,支气管血管束增粗而模糊,融合成片可表现为大叶性肺炎类似影像。

【鉴别诊断】

(1) 细菌性肺炎:常表现为密度均匀的肺叶或肺段实变影,肺部体征表现更明显。冷凝集试验对于支原体肺炎诊断有价值。

(2) 浸润肺结核:可表现为片状实变影,常伴有空洞和纵隔淋巴结肿大。结核中毒症状以及抗结核治疗有效,病程变化也是有鉴别意义。

# 第四节　间质性肺炎

图 4-4-1 和图 4-4-2 为间质性肺炎病例。

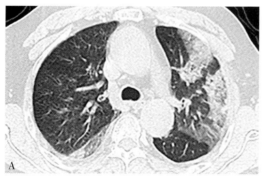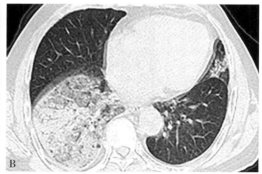

图 4-4-1　间质性肺炎

男性,65 岁,右上腹痛伴恶心发热咳嗽 5 天。两肺见片状模糊影,部分呈磨玻璃密度改变,最后确诊为 H7N9 禽流感

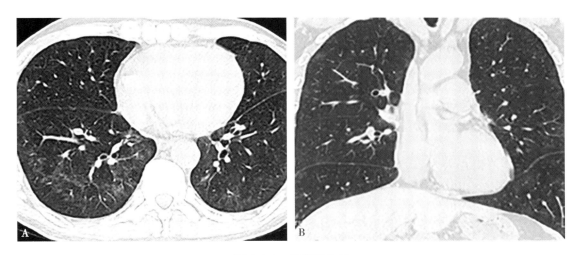

图 4-4-2 间质性肺炎

男性,54 岁,肾移植术后 2 个月。两肺弥漫磨玻璃影,最后确诊为巨细胞病毒肺炎

【诊断要点】

①常由病毒等感染引起,多见于抵抗力下降或免疫抑制宿主。病灶常广泛分布。临床常同时出现气急、发绀、咳嗽,而体征较少。②X 表现:病变分布较广泛,好发于两肺门附近及肺下野,多表现纹理增多增粗,边缘模糊,肺野内可见短条状、相互交织成网状的密度增高影。③CT 常可见两肺野弥漫分布的小叶间隔增厚及磨玻璃影,以下肺明显,有时可出现小片状及结节状实变。高分辨率 CT 可见小叶间隔及叶间胸膜增厚,严重时可形成片状实变。④间质性肺炎吸收较慢,肺内磨玻璃影和结节首先吸收,然后网状改变逐渐减少,肺野透亮度逐渐正常;若转为慢性,则导致肺间质纤维化或支气管扩张。

【鉴别诊断】

(1) 特发性间质性纤维化:以两肺下叶胸膜下网格样及磨玻璃改变为主,可见"蜂窝"形成,病变不可逆。而病毒性肺炎,抗病毒有效。

(2) 大叶性肺炎:临床有血象升高,发热症状,病变主要是肺泡渗出,随时间延长其内病理改变出现不同影像表现,病程为一周左右,变化快,抗炎效果好,鉴别不难。

# 第五节 严重急性呼吸综合征

图 4-5-1 为传染性非典型肺炎病例。

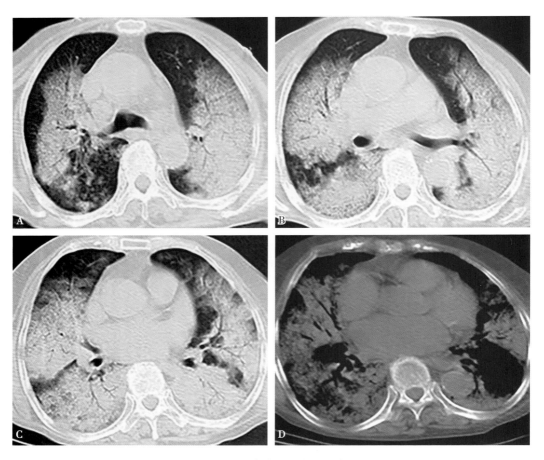

**图 4-5-1　传染性非典型肺炎**

男性,58 岁,发热 3 天,全身肌肉酸痛 1 天。A~D. CT 平扫肺窗示两肺野多肺段见大片状磨玻璃样及实变阴影,其内可见支气管充气征

**【诊断要点】**

①严重急性呼吸综合征(SARS),是由 SARS 冠状病毒引起,主要通过近距离空气飞沫和密切接触传播的一种急性呼吸道传染病,传染性强,病死率高。首发症状多为发热,可伴头痛、胸痛和全身关节、肌肉酸痛,多有咳嗽。临床分早期(病初 1~7 天),进展期(起病后 8~14 天)和恢复期(起病后 15~21 天)。②病灶可单侧,也可双侧,单发或多发,早期病灶呈磨玻璃影,磨玻璃内可出现网状影,如碎石路征,病灶进展可形成大片状实变区。③成人 SARS 的肺部病灶变化很快,且新旧病灶可交替及反复。部分可发展为肺间质纤维化。

**【鉴别诊断】**

本病与肺部其他炎性病灶表现有相似之处,需要根据患者到过疫区或与 SARS 患者有密切接触史,起病急,伴有高热、全身酸痛等症状,外周血白细胞计数下降,结合胸部 X 线或 CT 检查所见,诊断并不困难。

# 第六节　肺炎性假瘤

图 4-6-1 为肺炎性假瘤病例。

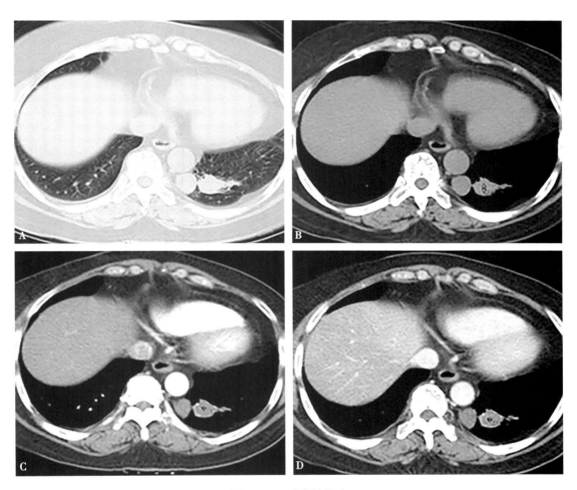

**图 4-6-1　肺炎性假瘤**

女性,40 岁,左胸部不适 1 周。A~D. CT 平扫左肺下叶见两枚结节状密度增高影,大部分边缘清楚,外侧可见条状模糊影,增强后呈轻度强化

【诊断要点】

①多见于青年人,常伴咳嗽,痰中带血少见,病史中有的有急性炎症阶段,有的无明确急性炎症既往史;②可发生于两肺野任何部位,多位于肺外周,肿块直径以 1~4cm 多见,呈圆形或椭圆形,无分叶或浅分叶,病灶边界较清楚,光滑,内部密度均匀,可伴有中央钙化或坏死液化区,肿块周围可见不规则条索,邻近胸膜可见增厚,但无胸膜凹陷征象;③强化程度与其血管成分的多少、有无液化坏死及空洞有关,多呈轻度强化;④短期内抗炎治疗有效或长期随访无变化。

【鉴别诊断】

(1) 结核球:结核球是继发性肺结核的一种表现形式,常常周围可见卫星病灶,且其内常可见钙化,边缘光整,增强可见环形强化,如有结核感染史鉴别更易。

(2) 周围型肺癌:炎性假瘤患者年龄较轻,无特殊临床症状,而肺癌患者年龄偏大,临床上多有咳嗽及咯血病史,影像上形态有分叶及短细毛刺、胸膜凹陷征象,增强后中度强化等特点有助于鉴别。

# 第七节　肺　脓　肿

图 4-7-1~ 图 4-7-4 为肺脓肿病例。

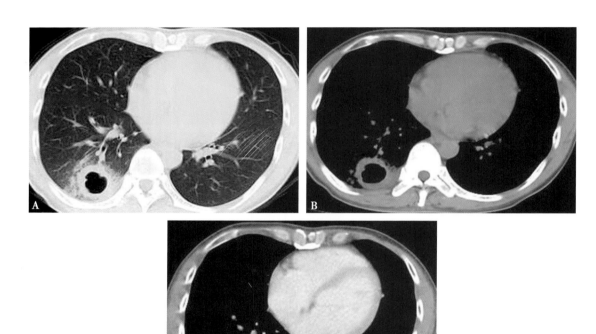

图 4-7-1　急性肺脓肿

男性,43 岁,发热、咳嗽伴右侧胸痛 5 天。A~C. CT 示右肺下叶见一厚壁空洞,内壁光整,周围可见斑片渗出改变,增强后空洞壁可见环形强化

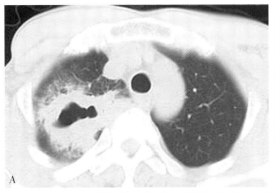
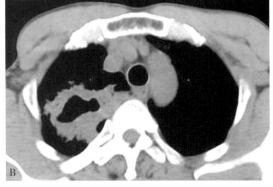
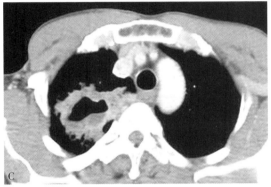

**图 4-7-2　急性肺脓肿**

男性,57 岁,发热、咳嗽 10 天。A~C. CT 示右肺上叶尖段可见不规则厚壁空洞,边缘模糊,其内可见气液平面,增强后空洞壁明显环形强化

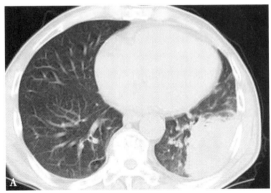
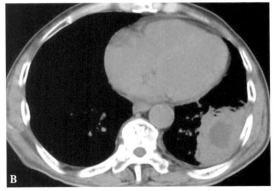
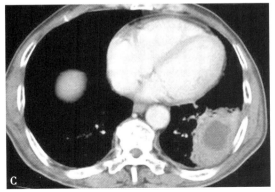

**图 4-7-3　慢性肺脓肿**

男性,64 岁,咳嗽、咳痰 3 个月余,乏力、食欲减退 7 天。A~C. CT 示左肺下叶见大片高密度实变,其内可见液化区,增强后病灶内坏死液化区无强化,病变边缘清晰

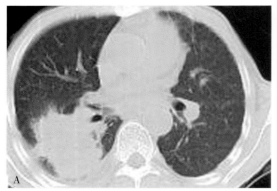
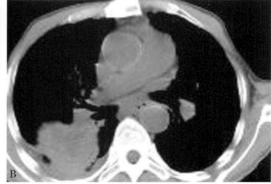
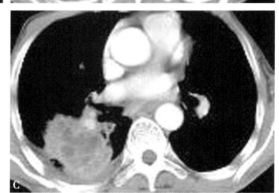

**图 4-7-4 慢性肺脓肿**
男性,60 岁,咳嗽痰血 1 年余。A~C. CT 示右下肺
见团块状实变,边缘清楚,周围可见条索,病变内
可见多发液体密度区,增强后呈分隔状强化

【诊断要点】

①多见于中青年,发病急剧,有高热、寒战、咳嗽、胸痛等症状,发病后一周左右可有大量脓痰咳出。全身中毒症状较明显,白细胞总数明显升高。②影像学表现:右肺上叶后段、下叶背段与下叶后基底段为最常受累部位,急性化脓性炎症阶段肺内出现大片实变区,边缘模糊。脓肿形成阶段病灶中央液化坏死区密度减低,如坏死组织通过引流支气管排出则形成空洞。空洞内壁光整或略不光整,空洞内可见气液平面,空洞外周可见片状炎症渗出区。③CT 增强后表现与空洞壁形成阶段有关,如肉芽肿阶段强化明显,未形成肉芽肿强化不明显。④慢性肺脓肿周围可伴有广泛纤维条索影和胸膜增厚粘连改变,边缘清楚。血源性肺脓肿多为两肺多发结节状及片状密度增高实变,边缘模糊,内多见液化坏死或空洞形成。

【鉴别诊断】

(1)大叶性肺炎:与肺脓肿早期影像表现相似。临床上无大量黄脓痰,呈段或叶分布,多无液化坏死及空洞形成,CT 增强后表现有助于鉴别。

(2)浸润型肺结核:结核空洞一般少有气液平面,其周围可见"卫星"灶,有时伴有同侧或对侧播散病灶。临床有结核中毒症状,痰检找到结核杆菌有助于鉴别。

(3)肺囊肿继发感染:肺囊肿呈圆形、腔壁薄而光滑,常伴有液平面,周围炎性反应少。

# 第八节 放射性肺炎

图 4-8-1 为放射性肺炎病例。

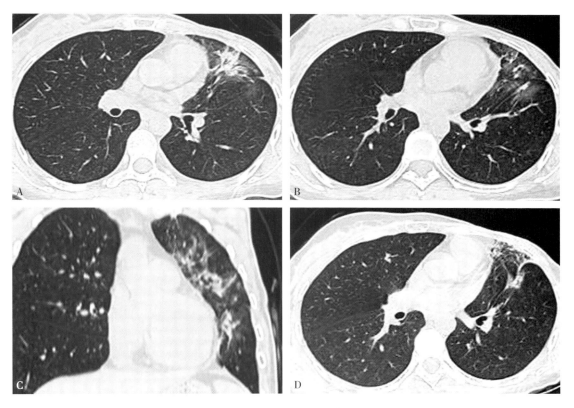

**图 4-8-1 放射性肺炎**

女性,36 岁,左侧乳腺癌术后放疗 2 个月,间断性咳嗽 2 周余。A~C. CT 平扫及冠状面重建,左肺上叶见条索及斑片状密度增高实变,边缘模糊,为放射性肺炎急性期;D. 7 月后复查 CT 平扫,病灶缩小,边缘清楚,为放射性肺炎慢性期

【诊断要点】

①放射性肺炎是由于肺癌、乳腺癌、食管癌、恶性淋巴瘤或胸部其他恶性肿瘤经放射治疗后,在放射野内的正常肺组织受到损伤而引起的炎症反应。②急性期:放射野呈现密度较高的片状模糊阴影,其内可见网状改变,相似于间质性肺炎,但其轮廓完全与照射野的边缘相一致。病变和正常肺野常有明显分界。③慢性期:可为急性期病变部分吸收并发生纤维化逐渐演变而来,亦可为开始时即呈慢性变化过程。在放射野出现纤细的或网状的纤维索条,近肺门处较明显。约一个月后范围扩大,纤维索条影增多,密度增高,可互相融合呈致密实变,近中心区密度高,边缘处可见许多绒毛状尖刺伸出。在放射治疗后 4~6 个月是纤维变化形态上发展的高峰,以后纤维收缩,病变范围较前缩小,病灶边缘有粗索条状,边缘锐利,界线分明。同侧正常肺野呈代偿性气肿,气管和心脏被牵引过来,同侧横膈上移。如无并发

感染则在一年左右病变渐趋稳定。

**【鉴别诊断】**

（1）肺炎：临床上肺炎多有咳嗽、咳痰、发热，起病急，抗炎治疗后症状很快减轻并消失，其影像学表现的渗出病灶也能在 2 周内吸收，对于放射性肺炎的治疗，单纯抗炎效果差，激素治疗症状会明显改善，但影像改变较慢。

（2）肺结核：肺结核病史较长，通常表现为低热、盗汗、乏力、消瘦，病灶好发于两肺上叶及两肺下叶背段，这时若与照射野相同，肺内出现渗出、增殖及纤维性病灶，我们就需要结合痰检及 PPD 实验等相应的实验室检查并与放疗前影像检查仔细对比，方能鉴别。

（3）肺间质纤维化：一般表现为以两肺下叶及肺野外带向中心、向上发展的间质改变，对比放疗前的影像资料也不难鉴别。

# 第九节　伊氏肺孢子菌病

图 4-9-1 为艾滋病合并伊氏肺孢子菌病病例。

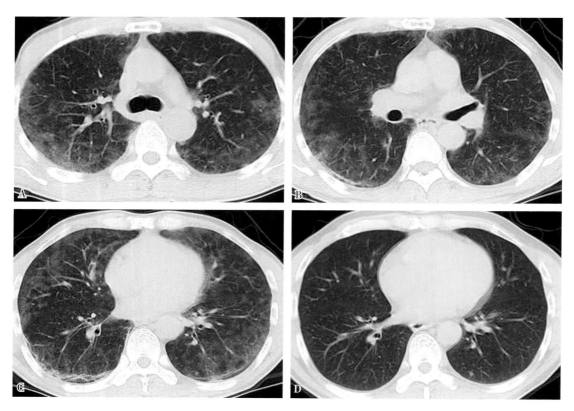

**图 4-9-1　艾滋病合并伊氏肺孢子菌病**

男性，47 岁，咳嗽 9 天伴气急 2 天，HIV 阳性。A~C. CT 平扫，示两肺弥漫性间质性改变，呈磨玻璃样及网状密度增高影；D. 治疗后 3 个月复查 CT 平扫，示两肺病灶吸收

**【诊断要点】**

①伊氏肺孢子菌病,又称卡氏肺孢子虫肺炎(pneumocystis pneumonia,PCP),是艾滋病及放化疗或长期免疫抑制治疗等患者最常见的机会感染之一,约85%的晚期AIDS患者合并PCP,且约35%的AIDS患者死于本病,因此PCP是影像诊断艾滋病的重要线索。②感染PCP患者的临床表现多为进行性呼吸困难、咳嗽、发热,病程持续数周或数月。③CT表现初期通常为双侧肺门区小灶性磨玻璃影,它表示肺泡的渗出和肺泡壁炎症改变及小叶间隔增厚,这时胸片多表现为正常。病变发展可逐步呈片状及弥漫性磨玻璃及网状改变,如出现空洞及结节状不典型CT表现,则提示存在混合感染可能,出现如结核及真菌感染等其他影像表现(详见本篇第五章及第六章)。

**【鉴别诊断】**

(1) 细菌性支气管肺炎:主要表现为双下肺内中带斑片状高密度影,肺外带一般无病变,肺门结构可能模糊,可见明显实质性病变,临床体征常较明显。PCP出现实质病变几率较低。

(2) 间质性肺炎:HIV/AIDS患者可发生两种间质性肺炎,即淋巴性间质性肺炎(LIP)和非特异性间质性肺炎(NSIP)。其影像学改变为双肺纹理增多,伴网状、结节状改变,以网状病变为主,结节性病变较少,无磨玻璃改变,持续时间远较PCP早期改变长。

(3) 卡波氏肉瘤(KS):PCP与KS虽然都可能出现结节影,KS的发生率亦较高。由于KS是一种血管性结节,胸片及CT均可发现沿血管分布的结节,其结节直径≥1cm,其皮肤可能出现明显损害。

(4) 肺结核:血行播散型肺结核为大小、分布、密度一致的结节影,而PCP常出现网状高密度影,自肺门向外带扩散,由下肺向上肺蔓延。浸润型肺结核常为多样性病灶,且伴有肺门或纵隔淋巴结肿大,增强扫描可见周边强化。结核患者出现胸腔积液几率较高。仅感染PCP一般不会出现胸腔积液,文献报道PCP并不引起胸腔积液,过去认为即使有胸水也是由于其他病变所致。

(陈富星　邝平定　邹　煜)

# 参 考 文 献

1. 白人驹,张学林.医学影像诊断学.第3版.北京:人民卫生出版社,2012.
2. 蒋学祥,肖江喜.胸部影像诊断读片精粹.北京:人民军医出版社,2010.
3. 范光明,焦俊.胸部影像诊断学图谱.上海:第二军医大学出版社,2010.
4. 魏经国.影像诊断病理学.西安:第四军医大学出版社,2007.
5. 曹丹庆,蔡祖龙.全身CT诊断学.北京:人民军医出版社,2005.
6. 张瑞绿,万业达.胸部常见疾病多层螺旋CT诊断与临床.天津:天津科技翻译出版公司,2006.
7. 刘士远,陈远航.胸部影像诊断必读.北京:人民军医出版社,2007.
8. 黄筠洋.艾滋病肺部并发症的影像学表现.实用放射学杂志,2012,28(7):1019-1022.
9. 单俊,马德容.严重急性呼吸综合征的影像学表现.当代医学,2012,18(2):108-109.

# 第 五 章

# 肺 结 核

按照 2009 年《中华人民共和国卫生行业标准》,结核病分为以下五类:原发型肺结核(简写为Ⅰ)、血行播散型肺结核(简写为Ⅱ)、继发型肺结核(简写为Ⅲ)、结核性胸膜炎(简写为Ⅳ)、肺外结核(简写为Ⅴ)(气管支气管结核按Ⅲ型肺结核进行分类)。

## 第一节 原发型肺结核

原发型肺结核(primary tuberculosis)此型肺结核多见于儿童或青少年,从农村、偏远山区到城市的结核菌素阴性者、成人免疫缺陷者也是易感人群。临床表现为低热、轻咳、盗汗、乏力、厌食、体重减轻等症状。原发型肺结核包括原发综合征及胸内淋巴结结核。

### 一、原发综合征

原发综合征病例见图 5-1-1 和图 5-1-2。

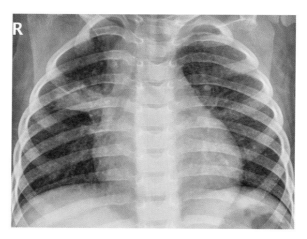

**图 5-1-1 原发综合征**

男性,3 岁,其母有结核病史。胸部正位片示右肺门增大,右肺上野内中带片状高密度,右上纵隔增宽

42

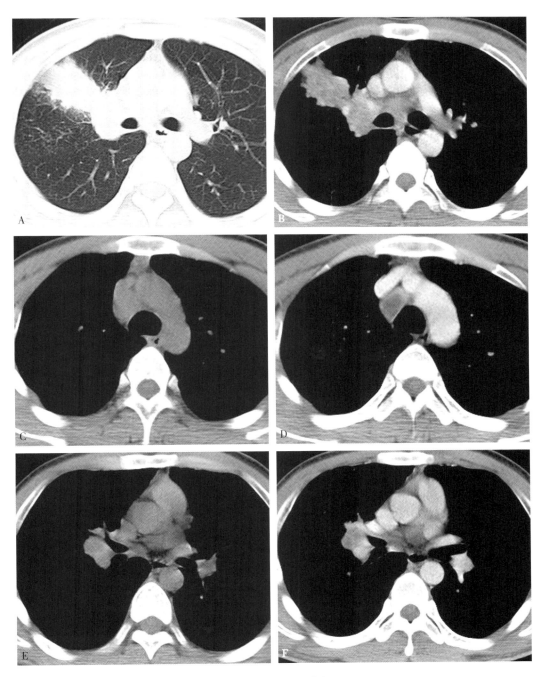

**图 5-1-2 原发综合征**

男性,27 岁,反复咳嗽、咳痰 3 个月余,发热 1 周,居住在偏远山区。A. 肺窗,示右肺上叶见片状实变,边缘模糊,周围见磨玻璃密度的渗出改变;B. 增强后,示右肺上叶病灶不均匀强化;C、D. 纵隔窗示右下气管旁淋巴结增大,增强后环形强化;E、F. 纵隔窗示右肺门淋巴结增大,增强后环形强化

**【诊断要点】**

①X 线表现:典型者表现为"哑铃征",显示原发灶、淋巴管炎及肺门纵隔淋巴结炎。原发灶常表现为一侧肺野片状实变,边缘模糊,多见于肺中野;淋巴管炎表现为由原发灶引向肺门的数条索条影;淋巴结炎表现为纵隔影增宽、肺门增大。②CT 表现:原发灶表现为肺叶或肺段片状实变,边缘模糊不清,增强扫描病灶轻中度强化;淋巴管炎表现为条索影,常被原发灶掩盖,较难见到;肺门及纵隔可见多发肿大淋巴结影,增强扫描可见环形强化。

**【鉴别诊断】**

(1) 中心型肺癌:多见于老年人。X 线表现为肺门周围团块影,合并阻塞性肺炎或肺不张。CT 可见"支气管截断征",增强扫描常见肿块强化较明显。

(2) 支气管肺炎:常见小儿和老年患者。X 线两肺中下野内中带多发片状实变影,边界模糊,通常情况下肺门无增大,纵隔无增宽。

## 二、胸内淋巴结结核

图 5-1-3 为胸内淋巴结结核病例。

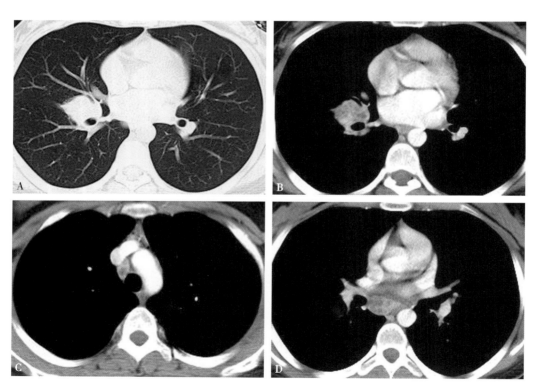

**图 5-1-3 胸内淋巴结结核**

女性,18 岁,发现小腿结节红斑 20 天入院。A. 肺窗,示右肺门增大;B~D. 增强纵隔窗,示右肺门淋巴结、右下气管旁淋巴结、隆凸下淋巴结增大,并环形强化

【诊断要点】

①X 线表现:肺门增大,纵隔增宽;②CT 表现:肺门、纵隔淋巴结肿大,包括气管旁淋巴结、隆凸下淋巴结等各组淋巴结,可相互融合成团块;若淋巴结内发生干酪样坏死,增强扫描显示淋巴结环形强化。

【鉴别诊断】

(1) 胸腺瘤:好发于青壮年及儿童,临床上可有重症肌无力表现。X 线表现胸骨旁单侧或双侧肿块状密度增高影,边缘整齐,侧位显示肿块位于前纵隔;CT 表现前纵隔团块状软组织密度占位,可见囊变和钙化。

(2) 淋巴瘤:好发于青壮年,女多于男,临床上常表现为进行性胸闷气短。影像学多表现为非对称性前中纵隔淋巴结肿大、融合,增强扫描淋巴结内可有坏死区。

(3) 肺结节病:中青年多见,常症状轻微,特征为对称性纵隔肺门淋巴结肿大,无融合,增强扫描淋巴结均匀强化。

# 第二节　血行播散型肺结核

## 一、急性血行播散型肺结核

急性血行播散型肺结核(acute hematogenous disseminated pulmonary tuberculosis)又称急性粟粒型肺结核(acute military tuberculosis)(图 5-2-1)。

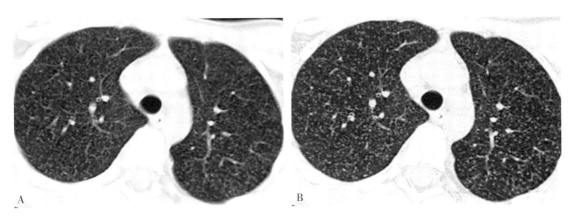

**图 5-2-1　急性粟粒型肺结核**

女性,8 岁,发热,发现双颈部淋巴结肿大 16 天伴咳嗽 4 天入院。A.肺窗,示两肺弥漫粟粒结节;B.薄层肺窗,示两肺粟粒结节显示更清晰,结节大小、密度、分布均匀(与 A 同层面)

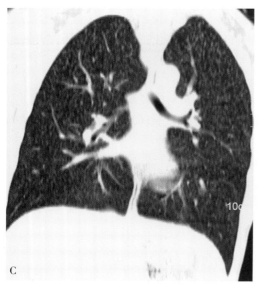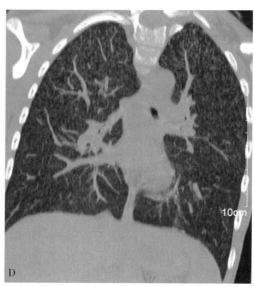

图 5-2-1(续)

C、D. 肺窗冠状位 MPR 及 MIP 重建,示粟粒结节由肺尖至肺底分布均匀

【诊断要点】

①青少年多见,患者有结核病密切接触史,或有原发性肺结核与身体其他部位的结核病史。急性起病,高热,常出现盗汗、乏力、消瘦等症状;②X 线表现:双肺分布均匀、大小均匀和密度均匀的粟粒样结节,直径为 1~2mm,境界清楚;③CT 表现:CT 更易显示两肺弥漫分布的粟粒结节,结节呈随机分布,薄层 CT 的 MIP 重建观察更佳。

【鉴别诊断】

(1)弥漫性细支气管肺泡癌:多见于中老人,起病缓慢,无发热,以咳嗽、痰中带血、消瘦为主要临床表现。影像学表现为双肺大小不等、密度不均匀的结节、实变,纵隔和肺门可出现肿大淋巴结。

(2)硅沉着病(矽肺):有粉尘接触史,发病缓慢。主要症状为气短进行性加重,干咳,无发热。影像学表现为两肺中上肺野密度较高的结节样阴影,可融合,纵隔肺门淋巴结增大、钙化,典型者呈蛋壳样钙化,CT 显示结节大小不等,呈气道分布。

(3)粟粒状肺转移:有恶性肿瘤病史,以乳腺癌、甲状腺癌多见。中下肺野结节较上肺更密集,大小不一,1~2 月随访可以渐进增大。

## 二、亚急性及慢性血行播散型肺结核(图 5-2-2)

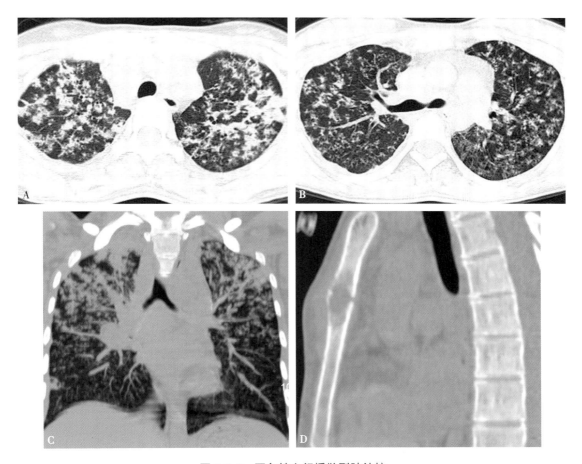

图 5-2-2 亚急性血行播散型肺结核

女性,24 岁,发热、胸痛 4 个月余。A、B. 胸部平扫肺窗示双肺多发小斑片实变和结节,A 图肺尖部病灶较密集、密度较高,B 图下方层面病灶较 A 图略少,密度略低;C. 冠状位重建,示病灶以双肺中上部为主,双下肺结节状播散灶,密度较淡薄;D. 矢状位重组,骨窗示胸骨柄、体交界区骨结核

【诊断要点】

①起病缓和,症状较急性粟粒性肺结核轻,可反复;②X 线表现:双上肺多发结节、斑片状实变,病灶分布不均匀,大小不等,密度不均匀,即所谓的"三不均匀",肺尖部病灶最密集。病灶新旧不一,增殖、纤维、钙化、渗出灶同时存在;③CT 表现:病变主要分布于双肺中上部,实变和磨玻璃伴多发大小不等结节,结节以小叶核心为著,可见"树芽征"改变,可伴钙化和索条。

【鉴别诊断】

同急性血行播散型肺结核。

# 第三节    继发型肺结核

继发型肺结核(secondary pulmonary tuberculosis)是肺结核中最常见的类型,多见于成人。可表现为浸润性肺结核、干酪性肺炎、结核球、慢性纤维空洞性肺结核等类型。典型的发病部位为上叶尖后段、下叶背段。

## 一、浸润性肺结核(图 5-3-1,图 5-3-2)

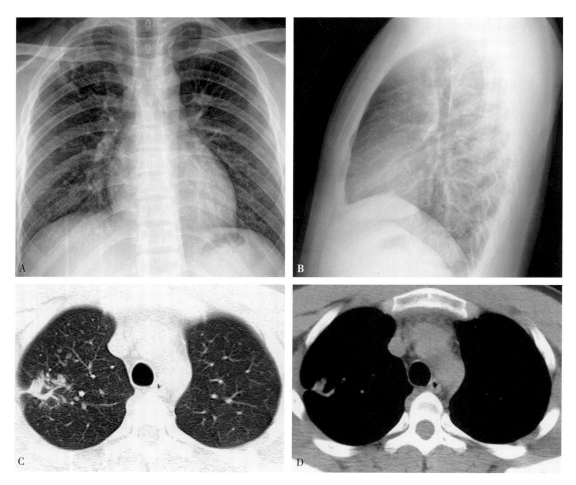

**图 5-3-1    浸润性肺结核**

男性,21 岁,低热、盗汗数周,加重 5 天。A、B. X 线,示右肺尖斑片状高密度影,边缘模糊;C、D. CT 肺窗、纵隔窗,示右肺上叶尖段斑片状实变,内见小空洞,周围斑点状播散灶,邻近胸膜增厚、粘连

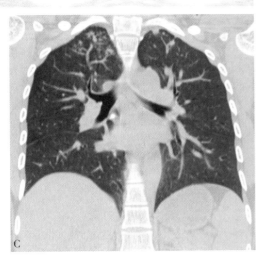
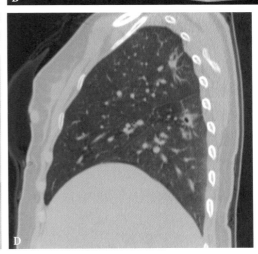

**图 5-3-2　浸润性肺结核**

女性,28 岁,低热、盗汗数周,加重 5 天。A~D. CT 横断面及冠状位矢状位重组示两肺尖、右肺下叶背段斑片状高密度影,边缘模糊,局部见小空洞,病灶边缘见长毛刺

【诊断要点】

①最常见的继发型肺结核;②X 线表现:呈斑片状实变或毛玻璃样密度增高,边缘模糊,多位于肺尖、锁骨下区,病灶常多发,空洞多见;合并支气管播散时,其他肺野见斑点状播散灶;③CT 表现:结节状或斑片状实变,边界欠清,空洞可见,病灶周围或其他肺叶段可见"树芽征"的气道播散结节;多位于上叶尖后段、下叶背段,以尖后段最多见。

【鉴别诊断】

(1) 支气管肺炎:X 线两肺中下野内中带多发片状实变,边界模糊,常见小儿和老年患者。

(2) 支原体肺炎:为支原体感染引起,好发于青少年,X 线表现为节段性斑片状实变,多发生于中下肺野,密度较均匀。

(3) 肺部真菌感染:好发于两肺下叶,多表现为结节、团块及片状实变影。

## 二、干酪性肺炎(图 5-3-3)

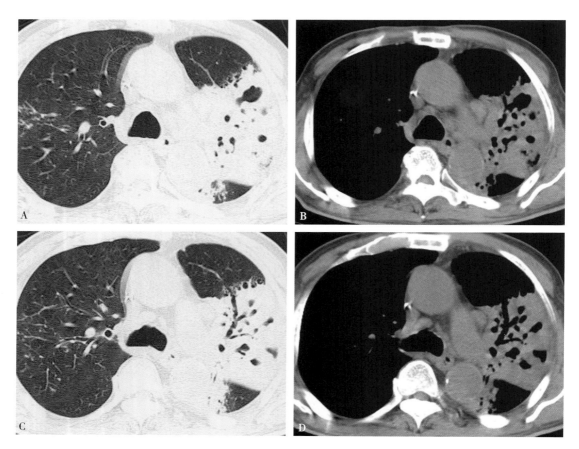

**图 5-3-3 干酪性肺炎**

男性,35 岁,咳嗽、咳痰、发热数周,加重 2 天。A~D. CT 示左肺上叶、下叶背段大片状高密度实变,其内见含气支气管和"虫蚀状"空洞,右肺上叶可见结节状播散灶,小叶中心分布;纵隔淋巴结肿大,左侧胸膜局部增厚

【诊断要点】

①多发生于虚弱病人,症状重、进展快,临床上症状较重,有高热、盗汗、虚脱等结核中毒症状。咳脓痰并咳出干酪样物质,痰液可检到大量结核杆菌。②X 线表现:大片状实变,内部密度不均匀,可见"虫蚀状"空洞。实变以上肺多见,常伴支气管播散,播散灶以下肺多见。③CT 表现:肺叶、段大片实变,边缘模糊,内可见数个不规则"虫蚀状"空洞及含气支气管,下肺常见沿支气管血管束分布的播散灶,增强扫描病灶可轻度强化。

【鉴别诊断】

(1) 大叶性肺炎:多发生于青壮年;发病急,高热、寒战、胸痛、咯铁锈色痰。X 线表现肺叶或肺段片状模糊影,内部密度均匀。CT 见肺叶、段实变,内可见含气支气管征,增强后实变区明显强化。

(2) 肺脓肿:常急性发病,发热、咳脓臭痰,白细胞明显增高。病灶内见厚壁空洞,可伴气液平面。CT 增强扫描空洞壁明显强化。

## 三、结核球(图 5-3-4,图 5-3-5)

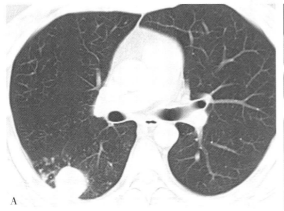

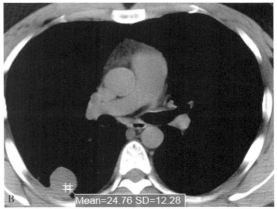

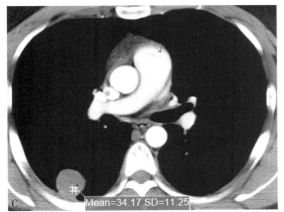

图 5-3-4 结核球

男性,24 岁,咳嗽、咳痰半个月。A. 肺窗,示右肺下叶背段球形占位,直径约 2cm,边缘光滑,周围见斑点状卫星灶;B、C. 纵隔窗,示右肺下叶背段球形占位 CT 值约 25HU,增强后病灶轻度强化,CT 值约 34HU,内见点状空洞,邻近胸膜略增厚

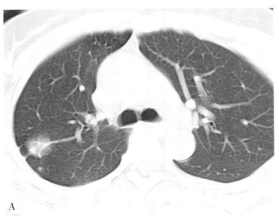

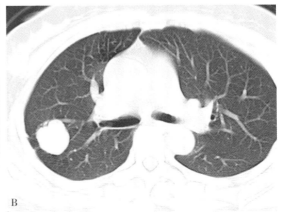

图 5-3-5 结核球

女性,40 岁,体检发现右肺占位,有结核接触史。A、B. 肺窗,示右肺上叶后段球形占位,直径约 2cm,边缘清楚,呈浅分叶,周围少许点状卫星灶,邻近胸膜见"胸膜凹陷征"

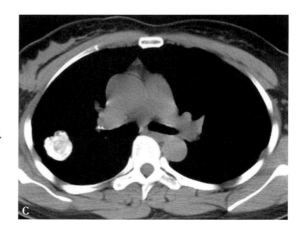

图 5-3-5(续)

C. 纵隔窗,示病灶边缘弧形钙化

【诊断要点】

①X 线表现:呈边缘光滑的球形,直径大多 2~3cm,内可见斑点、片状钙化。病灶多位于肺尖、锁骨下区,其内干酪性物质经支气管排出后形成空洞,病灶周围常伴有斑点状卫星灶。②CT 表现:呈圆形、类圆形,其内及边缘可见钙化,可伴空洞。病灶边缘清楚,部分病灶边缘呈浅分叶状,少数有"毛刺征"及"胸膜凹陷征",周围常见卫星灶,增强检查病灶无强化或仅轻度强化。

【鉴别诊断】

(1) 周围型肺癌:病灶边缘深分叶,常有短毛刺、胸膜凹陷征及血管集束征,病灶周围无卫星灶,钙化较结核球少见,增强扫描多明显强化。

(2) 错构瘤:X 线表现肺内孤立结节,边缘光滑,内有脂肪密度及爆米花钙化为特征表现。

## 四、慢性纤维空洞型肺结核(图 5-3-6)

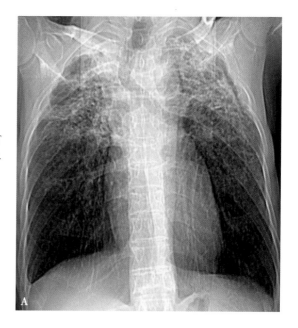

图 5-3-6 慢性纤维空洞型肺结核

男性,57 岁,反复咳嗽、咳痰 10 余年,加重 1 个月。A. CT 定位片,示双上肺野多发空洞及纤维条索,双肺门上提,气管移位,两下肺纹理呈"垂柳状"

图 5-3-6（续）

B、C. CT 肺窗，示两肺上叶体积缩小，内可见多发厚壁空洞，伴广泛纤维条索。两下肺散在播散灶，呈"树芽征"

**【诊断要点】**

①是继发型肺结核的晚期表现形式，病变以空洞、广泛纤维灶及支气管播散为主体，多见于老年人。②X 线表现：肺尖、锁骨下区不规则空洞，周围伴有渗出、增殖及钙化等不同时期的病灶；广泛纤维条索灶，牵拉肺门上提，下肺纹理呈垂柳状，可合并支气管扩张、肺气肿等 X 线表现。③CT 表现：多发厚壁空洞，周围广泛纤维条索，常见钙化及增殖结节，可伴有渗出性病灶，下肺支气管播散灶常见。

**【鉴别诊断】**

（1）慢性肺脓肿：多发生于中下肺野，空洞较大，周围纤维灶较慢性纤维空洞性肺结核少，无支气管播散及钙化。

（2）非结核分枝杆菌感染：右肺中叶和左肺舌段多见，可伴有支气管扩张，空洞多见，纤维化不明显。

# 第四节　结核性胸膜炎

图 5-4-1、图 5-4-2 为结核性胸膜炎病例。

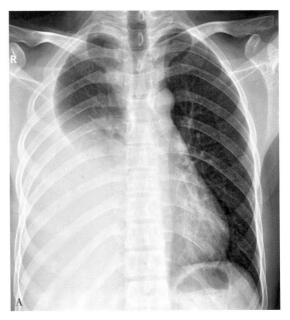

**图 5-4-1　结核性胸膜炎**

女性，28 岁，胸闷气促半个月。A. X 线正位片，示右中下肺大片高密度影，上缘呈凹面向上的弧形，内低外高，右侧肋膈角消失

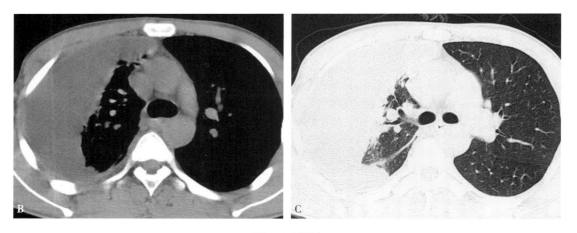

图 5-4-1(续)
B、C. CT 平扫,示沿右侧侧后胸壁弧形液性密度,CT 值约 12HU,部分包裹

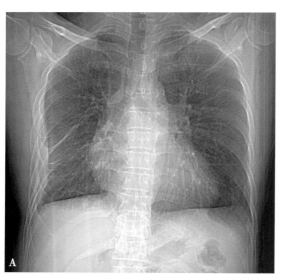

图 5-4-2 结核性胸膜炎

男性,31 岁,咳嗽胸痛 1 个月。A. 胸部 CT 定位像,
示右侧胸廓缩小,胸膜增厚粘连;B、C. CT 平扫,示
沿右侧胸壁胸膜增厚,肋间隙变窄

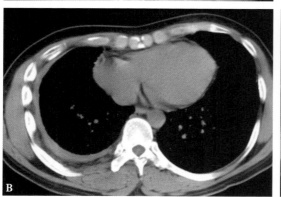

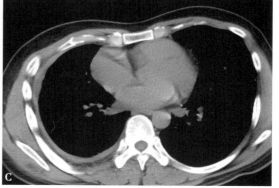

**【诊断要点】**

①多见于儿童及青少年,可与肺结核同时发生,也可单独发生。临床上分为干性和渗出性,前者影像学检查阳性征象少。②渗出性结核性胸膜炎多为单侧,渗出液一般为浆液性,偶为血性。X 线及 CT 表现为游离性或局限性胸腔积液,晚期则可表现为胸膜增厚、粘连或钙化。

(李跃兴　陈 勇　宋春瑶)

# 参 考 文 献

1. 郭启勇 . 实用放射学 . 第 3 版 . 北京:人民卫生出版社,2007.
2. 白人驹,张雪林 . 医学影像诊断学 . 第 3 版 . 北京:人民卫生出版社,2010.
3. 李松年,唐光健 . 现代全身 CT 诊断学 . 第 2 版 . 北京:中国医药出版社,2007.
4. 蔡祖龙,赵绍宏 . 胸部 CT 和 MRI. 北京:人民卫生出版社,2009.
5. Im JG,Itoh H,Shim YS,et al. Pulmonary tuberculosis:CT findings-early active disease and sequential change with antituberculous therapy. Radiology,1993,186:653-660.

# 第六章

# 肺真菌病

## 第一节 肺曲霉病

图 6-1-1~ 图 6-1-3 为肺曲霉病病例。

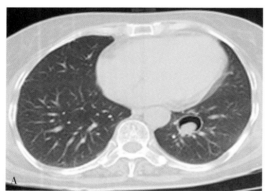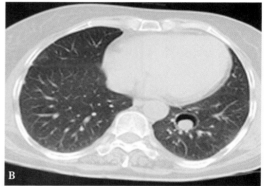

**图 6-1-1 肺曲霉病**

男性,35 岁,咳嗽、咳痰两个月,近 1 周胸闷。左肺下叶见多发薄壁空洞性病灶,壁光整,内可见游离结节影,可随体位改变位置

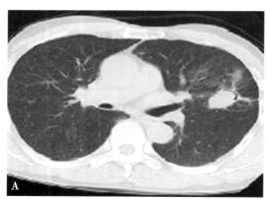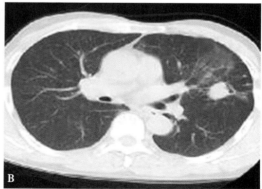

**图 6-1-2 肺曲霉病**

男性,42 岁,咳嗽、左侧胸闷 2 周。左肺上叶上舌段见一类圆形病灶,内可见附壁结节,并可见新月形气体影,周围可见散在片状密度增高影

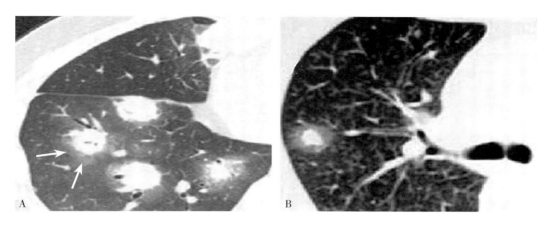

图 6-1-3　肺曲霉病

A、B. 病人均为男性,分别为 25 岁、48 岁,病灶周围可见晕环征象(白箭)

【诊断要点】

①典型的"洞中球征",霉菌球与空洞(腔)不粘连,体位改变时,球形病变总是位于空洞(腔)的下部;②"晕征""空气新月征"有助于本病的诊断;③诊断需结合临床资料、细菌的培养及组织病理学。

【鉴别诊断】

(1) 结核球:液化后的空洞多位于肺门侧,不能见到"环形"透亮影,且其周围常有"卫星"病灶。

(2) 周围性肺癌:空洞壁厚薄不均,其外缘呈分叶状,空洞内容物的形状不规则,癌结节不移动,周围不能见"晕征"。

(3) 多发结节型者要和肺转移结节相鉴别,肺多发转移时病灶呈圆形,密度较低,边界锐利清楚,周围无晕征,多分布于肺表面。

(4) 小斑点状或肺段肺叶的渗出或实变阴影,主要应与一般肺炎鉴别,单凭影像学很难鉴别。

# 第二节　肺隐球菌病

图 6-2-1、图 6-2-2 为肺隐球菌病病例。

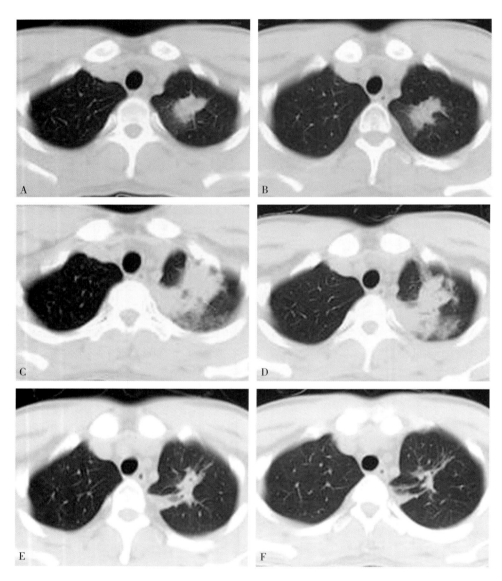

**图 6-2-1 肺隐球菌病**

女性,28岁,左胸不适一周,咳嗽、咳痰三天就诊。A、B. CT肺窗,示左肺上叶尖段胸膜下结节,周围可见毛刺,病灶内侧可见模糊影(晕征);C、D. CT肺窗,同一患者,抗炎治疗后一周复查,病灶明显增大。血培养结果:隐球菌感染;E、F. CT肺窗,同一患者,抗真菌治疗后10天复查,病灶明显缩小

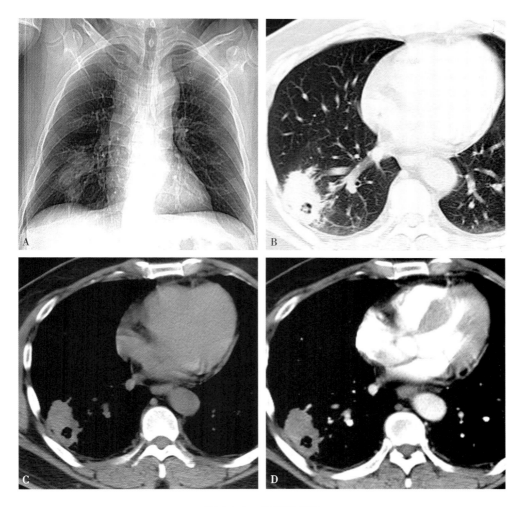

图 6-2-2 肺隐球菌病

男性,46 岁,体检发现右肺占位 1 天。既往偶有咳嗽、无咳痰、无盗汗、无发热;精神差、食欲减退、体重无变化。A、B. CT 定位片及肺窗平扫,示右肺下叶外基底段胸膜下可见团块状高密度影,边缘模糊,呈晕状,其内可见小空洞影,空洞内可见小片状高密度影;C、D. CT 纵隔窗平扫及增强,示病变呈软组织密度,平扫 CT 值为 34HU,增强后 CT 值为 54HU

【诊断要点】

隐球菌感染表现多样,颇具特征性的 CT 表现:①病灶多分布在肺外围及胸膜下,伴有邻近胸膜不同程度增厚、粘连;②肺血管纹理局限性增粗,伸入病灶内,但均未见血管纹理扭曲变形等恶性病变表现;③晕征;④很少出现胸腔积液。

【鉴别诊断】

病变主要与肺癌、肺结核及其他肉芽肿样病变鉴别。

(1) 免疫功能正常者肺隐球菌病表现单发结节或肿块易误诊为肺癌。隐球菌患者临床症状多较轻,很少出现咯血,结节肿块边缘较光滑,可见晕征,病变位于胸膜下,邻近胸膜增厚,但无肋骨骨质破坏,无胸腔积液,肺纹理增粗伸入病灶内等有助于鉴别。

　　（2）多发病灶需要与肺结核鉴别，肺结核患者多会出现典型的临床症状，病灶多分布在两上肺及两肺下叶背段，结核菌素试验有助于鉴别。

（白延军　邝平定　邹　煜）

# 参 考 文 献

1. 郭启勇．实用放射学．第3版．北京：人民卫生出版社，2007.
2. 吴恩惠，冯敢生．医学影像诊断学．第6版．北京：人民卫生出版社，2008.
3. 李松年，唐光健．现代全身CT诊断学．第2版．北京：中国医药出版社，2007.
4. 陈云燕．肺曲霉菌病的螺旋CT诊断．同济大学学报（医学版），2008，29（4）：105-108.
5. 邵江，史景云．肺隐球菌病的CT表现．中华放射学杂志，2004，38（8）：831-833.
6. 许亚春．肺隐球菌病CT表现．中国医学计算机成像杂志，2007，13（2）：88-92.
7. 黄莲依．肺曲霉菌病的分型CT诊断及鉴别诊断．医学影像学杂志，2014，24（2）：615-617.

# 第七章

# 原因不明性肺疾病

## 第一节 特发性肺间质纤维化

图 7-1-1 为特发性肺间质纤维化病例。

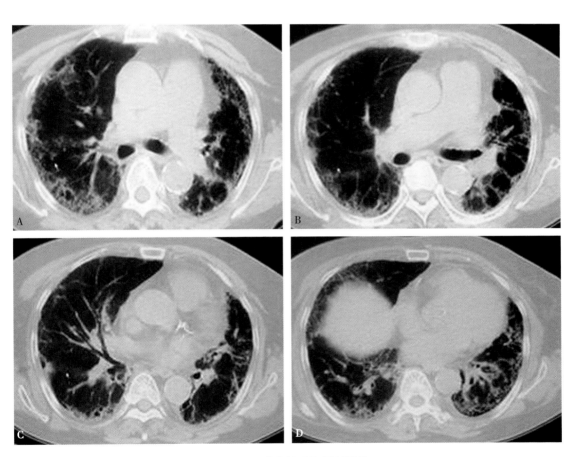

**图 7-1-1 特发性肺间质纤维化**

男性,55 岁,胸闷气短,干咳,杵状指一年余。A~D. CT 示两肺边缘散在磨玻璃密度影,小叶间隔增厚,胸膜下线影,支气管血管束增粗。可见弥漫蜂窝状、网格状影,部分支气管受牵拉扩张

**【诊断要点】**

①小叶核异常：小叶核增大表现为小叶中心的点状或"Y"状影像，表现为小叶内的细线状、细网状、放射状影像，交叉成网状；②小叶间隔增厚：小叶间隔增厚的形态为与胸膜相垂直的细线状影，可表现为边缘模糊、边缘清楚、边缘毛糙不光滑或呈结节及串珠状阴影；③支气管血管束异常：肺间质病变时支气管血管束可增粗、变细或正常；④胸膜下弧线影：此征象为胸膜下 1cm 内与胸膜平行的线形影像，多为 1~5cm，常合并小叶间隔增厚及蜂窝样改变；⑤磨玻璃影：磨玻璃密度影是指肺内稍高密度模糊病灶，与其重叠的血管影及充气支气管影仍可显示；⑥蜂窝状影：蜂窝状阴影多为多发聚集囊腔，根据蜂窝大小，好发于肺下叶，肺边缘及后部。晚期蜂窝样改变常合并有牵拉性支气管扩张；⑦肺气肿：小叶中心性肺气肿表现为散在的、直径 2~4mm 的圆形低密度区，多见于肺外围部。

**【鉴别诊断】**

(1) 肺类风湿病：两肺广泛肺间质纤维化，最后发展为蜂窝肺，与特发性肺间质纤维化相似。肺类风湿病有渐进性坏死结节及胸腔积液表现，有别于特发性肺间质纤维化。

(2) 红斑狼疮：胸部表现以心肌炎所致的心脏增大、间质性肺炎、节段性盘状肺不张和胸腔积液等为特征，与特发性肺间质纤维化不同。

(3) 硬皮病：硬皮病的肺间质纤维化发展至晚期可出现蜂窝肺，如有皮肤的改变以及在食管造影其张力减低或狭窄等表现，则有助于硬皮病的诊断。

# 第二节 结 节 病

图 7-2-1~ 图 7-2-4 为结节病病例。

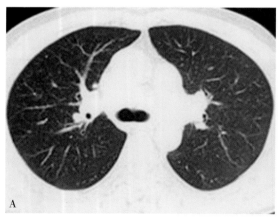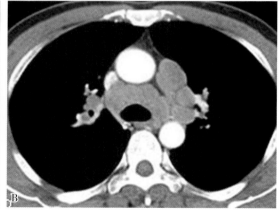

**图 7-2-1 肺结节病**

女性，24 岁，胸痛、气短两月余。A~F. CT 示纵隔及两肺门多发淋巴结肿大，两肺内未见异常

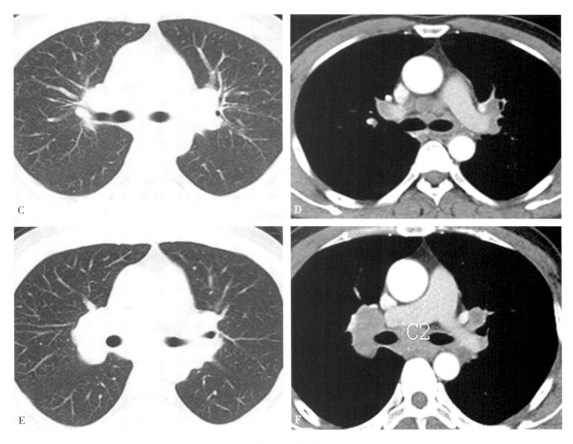

图 7-2-1（续）

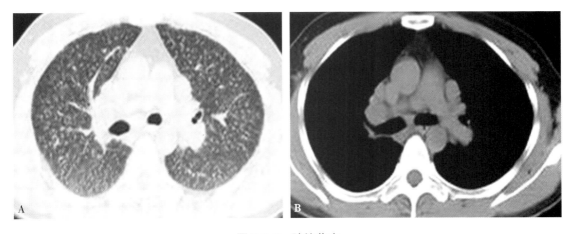

图 7-2-2　肺结节病

男性,40岁,胸部不适一年余,咳嗽、胸痛两周。A~D. CT示两肺门及纵隔多发淋巴结肿大,肺内见弥漫分布小结节影

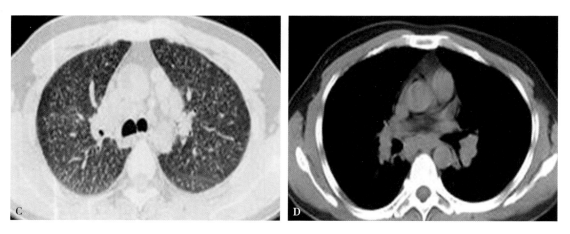

图 7-2-2(续)

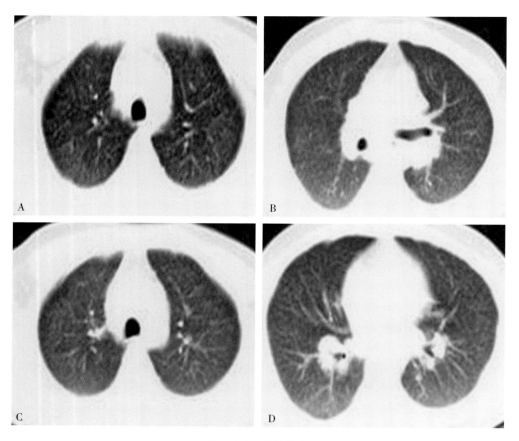

图 7-2-3　肺结节病

女性,30 岁,胸部不适,偶尔咳嗽一周。A~D. CT 示两肺弥漫性小结节影。有肺内纤维化表现,两肺门及纵隔淋巴结肿大不明显

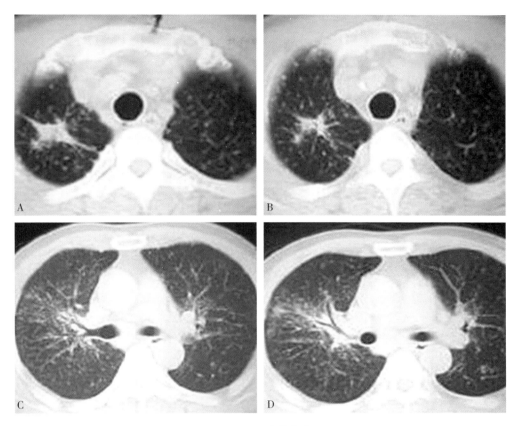

图 7-2-4 肺结节病

男性,40 岁,胸痛 6 个月。A~D. CT 示两肺见弥漫分布小结节状密度增高影,右肺可见斑片状、条片状高密度影,局部肺组织牵拉,肺内纤维化改变,纵隔及肺门可见增大淋巴结影

【诊断要点】

(1) 淋巴结肿大:肺门及纵隔淋巴结肿大一般为结节病早期表现,表现为双肺门对称性淋巴结肿大合并纵隔淋巴结肿大,肿大淋巴结不融合。

(2) 肺内改变:①肺内结节:结节多呈淋巴管周围分布,即沿支气管血管束、小叶间隔和包括叶间裂在内的胸膜下淋巴管周围分布,导致正常的支气管血管束增粗,小叶间隔、叶间裂及胸膜不规则增厚;②团块影:为肉芽肿结节进一步融合而成,多位于两上肺,内可见支气管充气征,偶见空洞、钙化;③磨玻璃影:即肺内密度轻度增高区,在病理上为无数结节病微小的肉芽肿或是活动性肺泡炎;④支气管血管束增粗征;⑤线状影:分布在外带肺胸膜下区,为垂直胸膜的线状影;⑥纤维化:有 20%~25% 的病例可出现纤维化,表现多样;⑦空气潴留征:表现为以肺小叶为单位局部低密度区,提示小气道狭窄。

【鉴别诊断】

(1) 胸内恶性淋巴瘤:以霍奇金淋巴瘤多见,胸内增大淋巴结相互融合,增强后淋巴结强化伴融合,压迫周围大血管,形成"血管淹没征"。结节病肿大淋巴结不融合。

（2）淋巴结结核：多见于右侧气管旁淋巴结，一侧肺门淋巴结结核多见，增强扫描环形强化，中心干酪坏死不强化。

（3）纵隔淋巴结转移瘤：多有原发灶，大小不一，相互融合。

（4）肺内结节要与粟粒性肺结核、肺转移瘤鉴别。结节病肺内结节大小不一，可融合，可形成肿块，可与粟粒性肺结核鉴别。肺转移瘤一般可找到原发病灶。

（5）肺内形成团块还要与肺癌、尘肺团块鉴别。

（6）结节病晚期肺纤维化要与慢性支气管炎、尘肺及间质性病变形成的纤维化鉴别，结合临床病史不难鉴别。

## 第三节　韦格氏肉芽肿

图 7-3-1、图 7-3-2 为韦格氏肉芽肿病例。

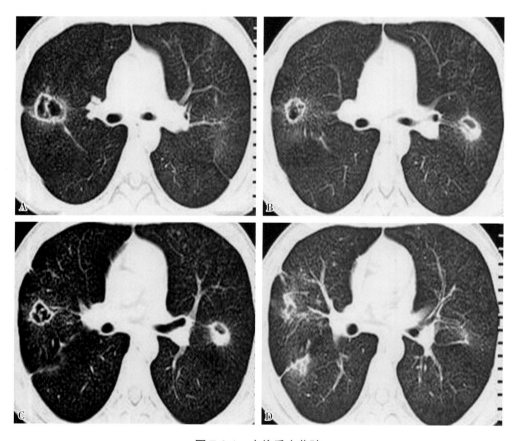

**图 7-3-1　韦格氏肉芽肿**

男性，25 岁，发热、咳嗽、咳痰、胸痛一周。A~D. CT 示两肺多发结节，部分内可见空洞，病灶边缘可见毛刺，相邻胸膜可有增厚粘连，部分病灶周围可见"晕征"

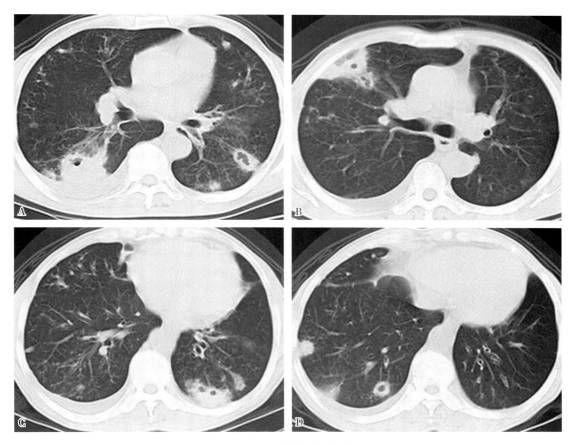

图 7-3-2　韦格氏肉芽肿

女性,55 岁,胸痛、发热 3 天。A~D. CT 示两肺多发结节状、团块状病灶,部分位于胸膜下呈楔形实变灶,部分病灶内可见小空洞形成

**【诊断要点】**

肺韦格氏肉芽肿的影像表现多变,主要有以下表现:①双肺大小不等的多发结节或肿块,伴或不伴空洞,以两下肺胸膜下病灶较多。②胸膜下的楔形病变可以为单发或合并多发结节病灶,可以看到血管进入征象及胸膜的增厚。楔形病灶周围可见条索、带状阴影,从结节发出达邻近的胸膜面,其内可见小的空洞。③气道壁增厚,管腔狭窄、尖削,可并发肺不张;还可见支气管扩张及伴行动脉增粗,这可能与韦格氏肉芽肿引起的细支气管炎有关。④少见的表现:如间质浸润,肺门、纵隔或锁骨下淋巴结肿大。还有的病灶内出现钙化,自发性气胸等。

**【鉴别诊断】**

肺韦格氏肉芽肿的鉴别诊断应包括细菌感染、结核球、真菌病、周围型肺癌及转移性肿瘤。此外还应与脓毒性肺栓塞、淋巴瘤样肉芽肿病、Churg-Strauss 综合征等肺血管炎伴有肉芽肿的疾病进行鉴别,前两者一般结合临床可诊断,而后者的鉴别颇为困难,即使病理检查,也不易区别,因为它们的镜下表现相似,只是程度不同而已。

(白延军　邝平定　邹　煜)

# 参 考 文 献

1. 郭启勇 . 实用放射学 . 第 3 版 . 北京：人民卫生出版社，2007.
2. 吴恩惠，冯敢生 . 医学影像诊断学 . 第 6 版 . 北京：人民卫生出版社，2008.
3. 李松年，唐光健 . 现代全身 CT 诊断学 . 第 2 版 . 北京：中国医药出版社，2007.
4. 陈国强 . 多排螺旋 CT 对肺间质疾病的诊断 . 交通医学，2014（02）：160-164.
5. 马俊，朱晓华 . 结节病肺部改变的征象分析 . 中华放射学杂志，2006，40（9）：923-928.
6. 魏君培 . 64 排 CT 在肺结节病影像诊断学中的价值 . 医学影像学杂志，2012，22（8）：1317-1319.
7. 张定，吴平 . 肺 Wegener 肉芽肿的 CT 表现 . 放射学实践，2006，21（4）：350-352.

# 第八章

# 肺 肿 瘤

## 第一节 肺 癌

支气管肺癌组织学类型主要有小细胞肺癌和非小细胞肺癌。非小细胞肺癌分为三个亚型:鳞状细胞癌、腺癌和大细胞癌。在影像学上,常根据肺癌的起源部位分为中央型肺癌(起源于肺门区大支气管或邻近肺门)、周围型肺癌和弥漫型肺癌。

### 一、中央型肺癌(图 8-1-1,图 8-1-2)

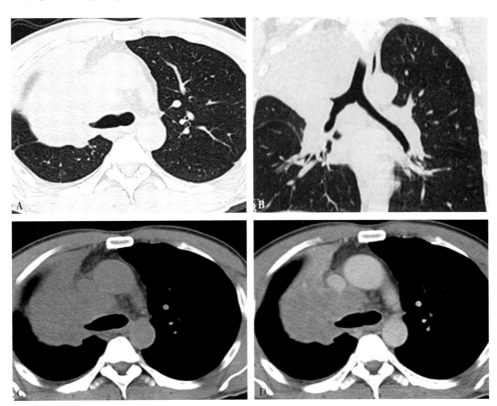

图 8-1-1 中央型肺癌

男性,54 岁,咳嗽 2 个月。A~C. CT 肺窗、纵隔窗,示右肺上叶肺门区可见一不规则肿块影,右肺上叶支气管截断,肿块内密度尚均匀;D. CT 增强后纵隔窗,示肿块呈中度强化,伴纵隔淋巴结转移征象

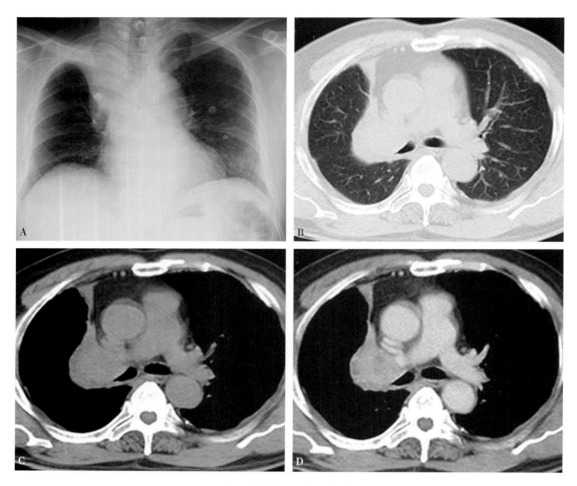

图 8-1-2 中央型肺癌

男性,64 岁,咳嗽、咯血伴发热 10 天。A. 胸片,示右肺上叶不张,肺门增大,呈反 S 征象;B~D. CT 肺窗、纵隔窗,示右肺门肿块,右肺上叶支气管闭塞,右肺上叶不张,右主支气管狭窄,增强后肿块内呈不均匀强化

【诊断要点】

①肺癌是指原发于支气管的上皮、腺上皮或肺泡上皮的恶性肿瘤,是肺内最常见的恶性肿瘤,近年来发病率逐渐升高。肺癌好发于男性,尤其是 40 岁以上的重度吸烟者。组织学主要分为鳞癌、腺癌、小细胞癌及大细胞癌。根据发生部位分为中央型、周围型和弥漫型。②中央型肺癌指发生在肺段或肺段以上支气管的肺癌,可引起三阻征象:阻塞性肺气肿、阻塞性肺炎及阻塞性肺不张。③CT 与 MRI 增强都能很好显示肿块及其侵犯情况,肺门肿块是中央型肺癌的主要直接征象,影像学常表现为肺门或肺门旁类圆形或不规则肿块,受累支气管突然截断,呈"杯口样"改变,有时也可表现为"鼠尾样"阻断;受累支气管所属肺段(叶)常呈现明显的阻塞性肺炎、肺不张改变;淋巴结转移较常见。④增强病灶一般为中度不均匀强化,肿瘤中央常出现囊变坏死区。

【鉴别诊断】

(1) 支气管内膜结核:支气管内膜结核表现为支气管壁增厚、管壁狭窄广泛,往往累及多个支气管,而肺癌的支气管浸润往往局限;管腔内表面毛糙多见于结核,而肺癌表面光整常见,且容易形成腔内外肿块。此外支气管内膜结核常伴其他叶段的播散灶,抗结核治疗有效。

(2) 韦格氏肉芽肿:类似于支气管结核,但肺内更多见空洞性病变及支气管广泛管壁增厚,临床常伴肾功能异常。

(3) 支气管腺瘤:与肺癌影像表现类似,确诊依赖于病理检查。

## 二、周围型肺癌(图 8-1-3~ 图 8-1-7)

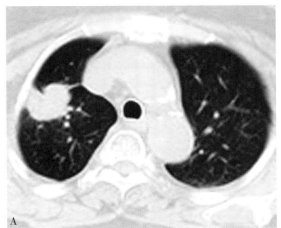
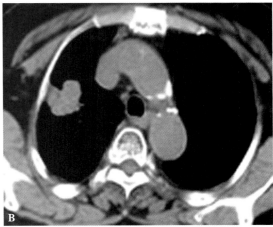
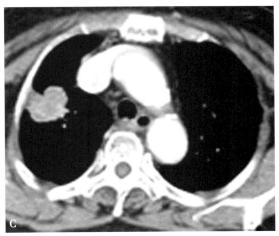

**图 8-1-3 周围型肺癌**

男性,71 岁,体检发现右上肺占位 1 天。A~C. CT 示右肺上叶见一不规则肿块影,边缘尚光滑,可见深分叶征象,增强后可见中度强化

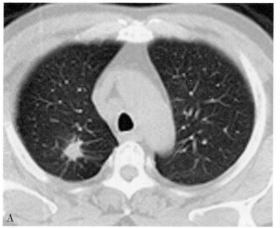
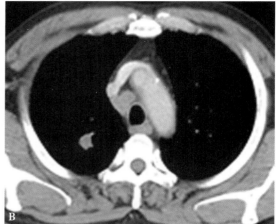
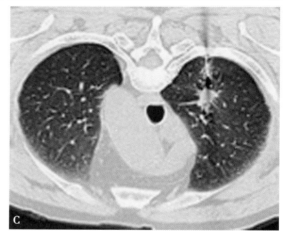

图 8-1-4　周围型肺癌

男性,63 岁,体检发现右上肺结节。A. CT 肺窗,示右上肺结节,周围可见毛刺征象;B. CT 纵隔窗,示纵隔淋巴结肿大;C. CT 肺窗,示 CT 引导下经皮肺穿刺活检

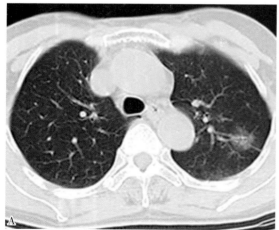
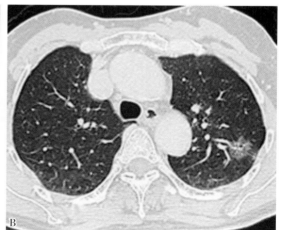

图 8-1-5　周围型肺癌

女性,50 岁,咳嗽 1 周。A、B. CT 示左肺上叶见一混合性磨玻璃结节,中央可见少量实性成分,边界清楚,可见血管集束征象、空泡、分叶及毛刺征象

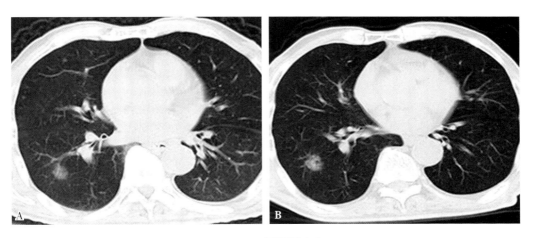

**图 8-1-6　周围型肺癌**

男性,45 岁,一年前体检。A. CT 肺窗,示右肺下叶单纯的磨玻璃小结节;B. CT 肺窗,一年后复查结节增大,密度增高,内可见"空泡"征象

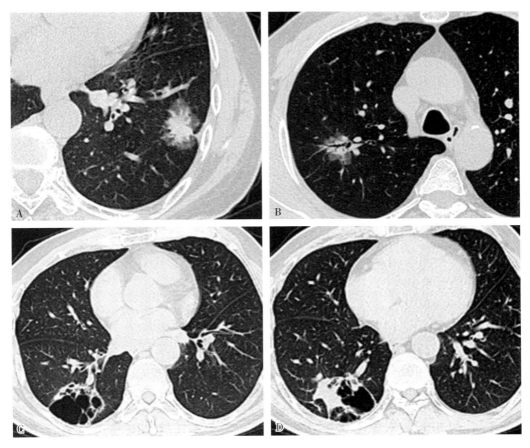

**图 8-1-7　周围型肺癌**

不同患者。A. CT 肺窗,实性肿块伴磨玻璃边缘,可见明显胸膜凹陷征象及棘状突起征象;B. CT 肺窗,肿块内可见支气管充气象,肿块呈深分叶;C、D. CT 肺窗,肿块内见多发大小不等空腔及分隔,空腔壁厚薄不一

【诊断要点】

①周围型肺癌指段以下支气管的肺癌,可见于各种组织学类型,其中主要是腺癌,也可见于小细胞癌。直径小于或等于3cm无转移的周围型肺癌定义为早期肺癌。②早期周围型肺癌,需用薄层或HRCT检查。肿瘤可表现为磨玻璃结节和混合磨玻璃结节,肿瘤内可出现空泡征、支气管气象,这些征象多见于腺癌。直径小于2cm左右的结节少见钙化,若有钙化一般认为是瘢痕恶变而来。③肿瘤边缘毛糙为常见征象,深分叶为肿瘤最具诊断价值表现。此外还有胸膜凹陷征、棘状突起征、血管集束征,这些征象较少出现。④肿块型肺癌增强一般为中度不均匀强化(CT值增加幅度20~60HU),时间密度曲线多呈逐渐上升型,肿瘤中央常出现囊变坏死区,部分肿块可形成空洞,空洞壁不规则。⑤螺旋CT多平面重建及三维立体成像能很好显示肺尖部及近膈面病灶,以及肿瘤与周围结构关系。⑥对于影像诊断困难,CT引导下经皮肺穿刺活检是一种重要检查手段。

【鉴别诊断】

(1)以肿块表现的周围型肺癌需与良性肿瘤或肿瘤样病变鉴别,良性肿瘤或肿瘤样病变(如炎性假瘤)边缘多光整,分叶呈浅分叶,长粗毛刺,可表现刀切征及桃尖征。增强后良性肿瘤或肿瘤样病变较少出现中度强化,多表现为轻度强化或明显强化。结核球一般周围可见卫星病灶,内部常出现钙化,此外良性肿瘤或肿瘤样病变没有淋巴结转移征象。

(2)以肺炎表现的肺癌需与肺炎、浸润型肺结核鉴别,以肺炎表现多为腺癌,肺炎一般有临床感染症状,且抗炎后短期内病变变化大,浸润型肺结核多有结核中毒症状,PPD试验阳性,痰培养找结核杆菌有助于鉴别。

## 三、弥漫型肺癌(图 8-1-8~ 图 8-1-10)

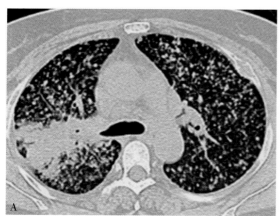
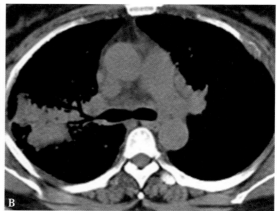

图 8-1-8　弥漫型肺癌

女性,48岁,咳嗽咳痰2个月。A~D. CT 示右上肺腺癌两肺弥漫转移

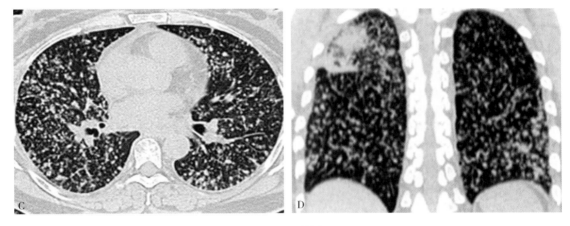

图 8-1-8(续)

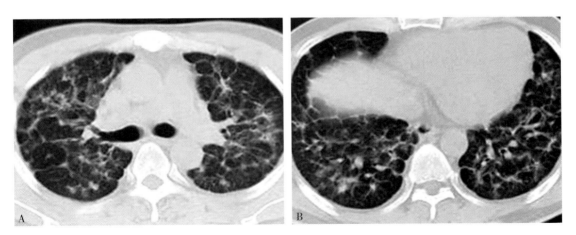

图 8-1-9 弥漫型肺癌

男性,50岁,咳嗽半年余气急1个月余。A、B.CT示两肺弥漫型肺腺癌

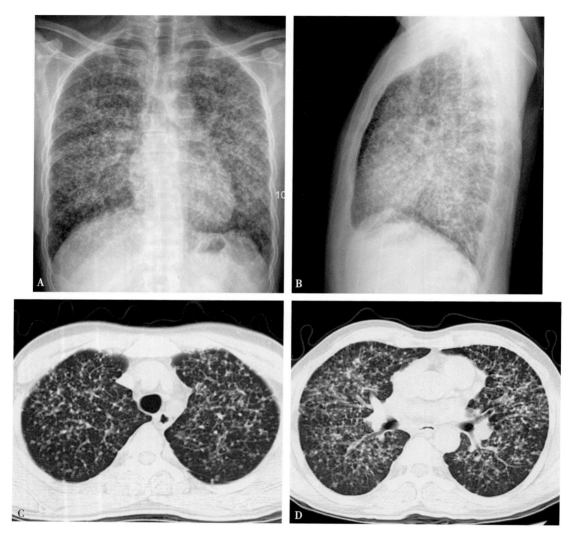

图 8-1-10　弥漫型肺癌

男性,47 岁,咳嗽 2 个月,加重伴胸闷气促 1 周。A~D. X 线及 CT 平扫示两肺弥漫性小结节影,直径约
3mm,无钙化,部分界限欠清,肺间质增厚

【诊断要点】

　　①弥漫性肺癌为原发病灶不明显,而主要表现为肿瘤沿着血管或淋巴管蔓延的肺癌,广
泛累及肺实质、肺间质及胸膜等各种结构。以腺癌多见。②多发结节型:表现为一叶、多叶
或两肺多发粟粒大小的结节病灶。③肺炎型:表现为一叶或多叶大片状实变,可见支气管气
象,病变边界清楚。

【鉴别诊断】

　　(1) 大叶性肺炎:临床上有发热、咳嗽,血象高,病变也成片状影,但抗炎效果好,而肿瘤
抗炎后病灶体积不缩小或体积增大。

　　(2) 粟粒型肺结核:多有结核中毒症状,实验室检查 PPD 阳性,结核抗体阳性,急性粟粒

性结核常表现为随机分布的粟粒结节,而弥漫性肺癌结节为随机分布和淋巴道分布均有的结节,结节大小可不均匀。

# 第二节 肺 转 移 瘤

图 8-2-1~ 图 8-2-4 为肺转移瘤病例。

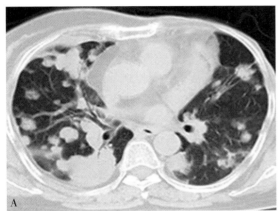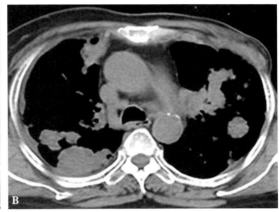

**图 8-2-1　转移瘤**
乳腺癌术后两肺多发转移,两肺多发大小不等结节及团块影

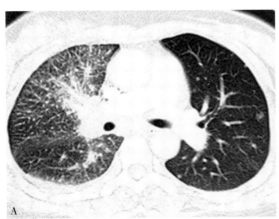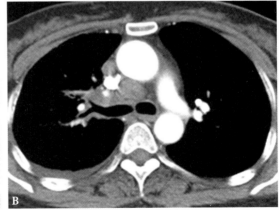

**图 8-2-2　转移瘤**
肺癌肺内癌性淋巴管炎,可见右肺支气管血管束增粗,伴小叶核心结节和小叶间隔增厚,纵隔多发淋巴结肿大

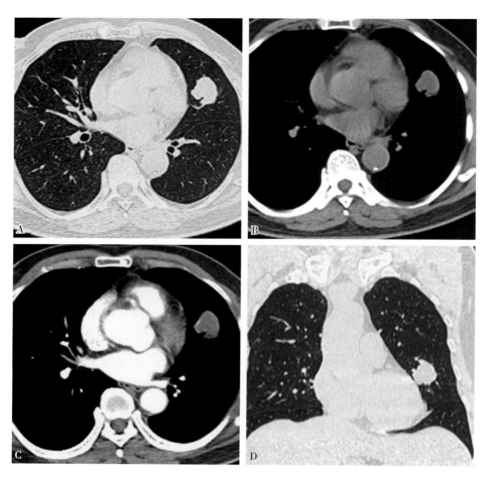

**图 8-2-3 转移瘤**

阑尾黏液腺癌术后 2 年复发左上肺单发转移

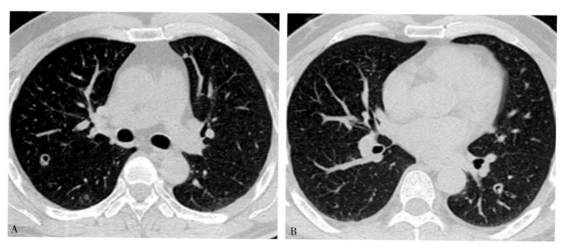

**图 8-2-4 转移瘤**

直肠癌两肺多发空洞型转移

【诊断要点】

①结合其他部位原发恶性肿瘤病史,典型肺转移瘤诊断一般较容易,大致可以分为 3 种情况:多发结节型最典型,以胸膜下和肺基底部多见(血流丰富区),随机分布,大小为几毫米至几厘米不等;粟粒播散型也较典型,两侧肺野可见弥漫细小结节,呈粟粒样,尤以中下肺为著;淋巴管炎型为淋巴管转移性肺癌的常见表现,常伴有肺门淋巴结肿大,肺纹理增粗,肺野内网状结节影,CT 表现为支气管血管束增粗,伴小叶间隔增厚和小叶核心增粗改变。②不典型转移瘤的诊断有时困难,需要结合临床病史判断,不典型转移表现类型有单结节型、空洞性肺转移、转移瘤并钙化、具有分叶毛刺等原发肿瘤特点的转移、转移结节内支气管充气、结节伴晕征(出血性肺转移)。

【鉴别诊断】

有原发恶性肿瘤病史,诊断肺内转移瘤不困难。如果没有找到原发灶,而且呈现不典型转移瘤表现,在鉴别其他肿瘤和炎症性病变困难,需要穿刺活检取得病理组织加以诊断。

# 第三节　肺良性肿瘤

## 一、错构瘤(图 8-3-1)

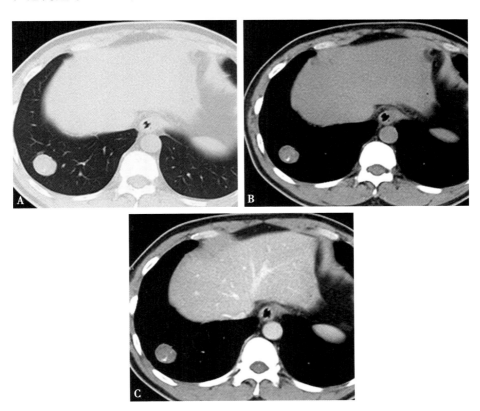

图 8-3-1　错构瘤

男性,44 岁,发现肺部阴影 6 年,发现增大 4 个月。A~C. CT 示右肺下叶见一类圆形密度增高影,边缘光整,其内可见多发点状钙化,增强后轻度强化

**【诊断要点】**

①肺内良性肿瘤相对少见,最常见的是错构瘤,错构瘤并不属于真性肿瘤,而是肿瘤样病变,它是内胚层与间胚层发育异常而形成的。分中央型和周围型,后者多见。②错构瘤诊断关键是充分显示其特殊病理特征即钙化和脂肪,周围型肺错构瘤呈类圆形结节或呈硬币灶,多位于肺周边部,直径一般<2.5cm,边缘光滑锐利,可有浅分叶或无分叶,无短毛刺,周围清晰。病灶密度高低与瘤体主要成分的多少密切相关,以软骨组织(骨化、钙化)为主时,瘤体呈高密度;脂肪成分占优则病灶呈相对低密度。爆米花样钙化是错构瘤的特征性表现,然此征较少见。钙化可为不规则斑点状,多数为粗颗粒或细颗粒状。中央型可以有阻塞性改变。③增强后绝大多数病灶无明显强化,动态增强扫描,其时间密度曲线无上升的改变。

**【鉴别诊断】**

(1)周围型肺癌 肺癌一般发病年龄大,多伴有毛刺征、分叶征、胸膜凹陷征,增强后呈不均匀中度强化,这些特征较易与错构瘤鉴别,特别是发现病灶内有脂肪成分,但错构瘤无钙化及脂肪不易鉴别时需采用经皮肺穿刺活检。

(2)结核球 结核球内可出现钙化灶,但一般钙化呈斑块状,单发,而非错构瘤爆米花样钙化特点。此外结核球周围可见卫星病灶,鉴别不难。

## 二、硬化性血管瘤(图 8-3-2)

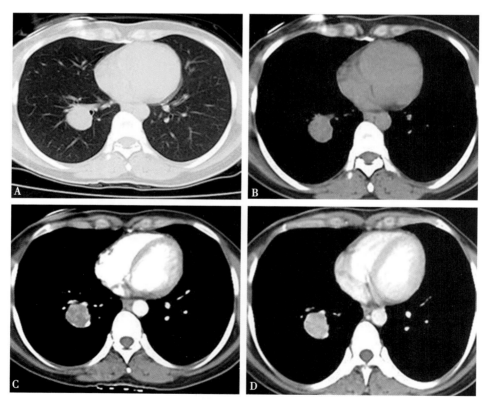

**图 8-3-2 硬化性血管瘤**

女性,36 岁,体检发现右下肺占位 5 个月。A~D. CT 示右肺下叶见一类圆形密度增高影,边缘光整,平扫密度欠均匀,增强后可见明显强化

【诊断要点】

①硬化性血管瘤(PSH)是一种少见的良性肿瘤,好发于中年女性。目前认为其是一种血管增生明显且富硬化趋势的肿瘤,免疫组化和基因学的研究认为它是来源于上皮类的肿瘤。②硬化型血管瘤呈孤立的圆形或类圆形结节,直径为1~6cm不等。边缘光整,无"毛刺征",少数伴有"浅分叶征"。纵隔及肺门淋巴结可反应性增生、肿大。肿瘤边缘有时出现新月形含气透亮区,即所谓"空气新月征",此征象是本病特征性表现,可与其他良性肿瘤及肺癌鉴别。③因肿瘤血供丰富,增强后肿块呈明显强化是其特点。

【鉴别诊断】

(1) 错构瘤　多见于男性,典型错构瘤可见爆米花样钙化及脂肪密度区,增强后无强化或轻度强化。

(2) 结核球　多有结核病史,可伴有点状及层状钙化,周围常伴卫星灶,增强后可见环形强化、无强化或明显强化(增生肉芽肿阶段)。

(3) 周围型肺癌　一般发病年龄大,多伴有毛刺征、分叶征、胸膜凹陷征,增强后呈不均匀中度强化,强化程度低于PSH,不易鉴别时需采用经皮肺穿刺活检。

(陈富星　邝平定　邹　煜)

# 参 考 文 献

1. 白人驹,张学林.医学影像诊断学.第3版.北京:人民卫生出版社,2012.

2. 蒋学祥,肖江喜.胸部影像诊断读片精粹.北京:人民军医出版社,2010.

3. 范光明,焦俊.胸部影像诊断学图谱.上海:第二军医大学出版社,2010.

4. 魏经国.影像诊断病理学.西安:第四军医大学出版社,2007.

5. 曹丹庆,蔡祖龙.全身CT诊断学.北京:人民军医出版社,2005.

6. 张瑞绿,万业达.胸部常见疾病多层螺旋CT诊断与临床.天津:天津科技翻译出版公司,2006.

7. 刘士远,陈远航.胸部影像诊断必读.北京:人民军医出版社,2007.

8. 李立丰,王林友.肺硬化性血管瘤的CT诊断及误诊分析.浙江临床医学,2014,1(1):127-129.

# 第 九 章

# 肺血液循环障碍性疾病

## 第一节 肺 水 肿

### 一、间质性肺水肿(图 9-1-1,图 9-1-2)

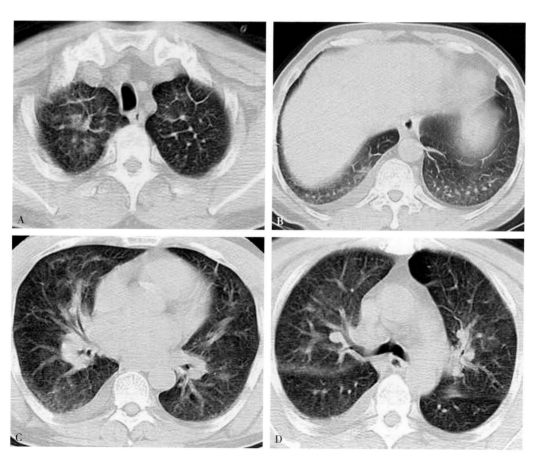

图 9-1-1 间质性肺水肿

男性,58 岁,扩张型心肌病病史。A~D. CT 示两肺小叶间隔对称性增厚,支气管血管周围间质均匀增厚

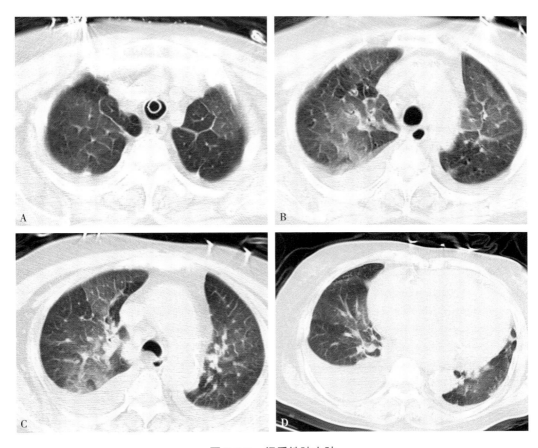

图 9-1-2　间质性肺水肿

女性,72 岁。反复胸闷、气促 8 年余,再发加重半个月。A~D. CT 平扫示两肺肺泡内磨玻璃样渗出,伴有小叶间隔增厚,增厚间隔较光滑,心影增大,两侧胸腔积液

【诊断要点】

①HRCT 示双侧对称性的小叶间隔、叶间裂及支气管血管周围间质均匀显著增厚。②有心脏病史,起病急剧,不能平卧,咳粉红色泡沫痰。③影像学显示心影增大,肺水肿表现为小叶间隔增厚和磨玻璃阴影同时出现,可以一种占优势。常趋于肺门旁区和重力性分布,以肺门旁区支气管血管周围间质及叶间裂增厚常见。④心源性肺水肿的主要病因为急性心肌梗死、心肌病和心肌炎等。

【鉴别诊断】

(1) 癌性淋巴管炎:癌性淋巴管炎患者心脏大小常正常,有恶性肿瘤病史,病变分布相对局限,伴有纵隔淋巴结肿大。间质性肺水肿的水肿液体主要积聚在肺泡间隔、小叶间隔、支气管、血管周围及胸膜下,主要病理改变为肺间质结构增粗、淤血和淋巴管扩张。

(2) 肺间质纤维化:肺间质纤维化由多种疾病引起,如特发性肺间质纤维化、胶原病、结节病、慢性支气管炎、尘肺等。常有慢性咳嗽病史,两肺胸膜下肺气肿或肺大疱,甚者呈蜂窝状透光区,两肺肺间质纤维化多分布于胸膜下,可见胸膜下弧线,心脏大小一般无异常,无胸腔积液。CT 表现为肺小叶间隔增厚和支气管血管束增粗、毛糙、扭曲变形,支气管牵拉性扩

张等;而心源性肺间质水肿的肺小叶间隔增厚及支气管血管束增粗、模糊,但无扭曲。

## 二、肺泡性肺水肿(图 9-1-3,图 9-1-4)

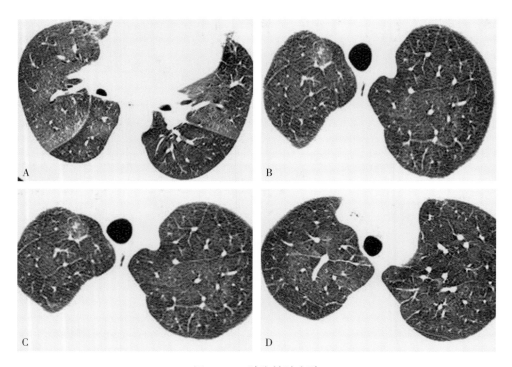

**图 9-1-3 肺泡性肺水肿**

女性,57 岁,淋巴瘤史,诱导化疗失败,气短入院。A~D. CT 示两肺磨玻璃样密度影,小叶间隔增厚,叶间裂轻度增厚

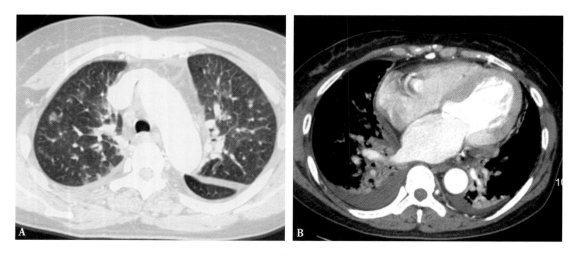

**图 9-1-4 肺泡性肺水肿**

女性,48 岁。胸背部疼痛约 7 小时。A~D. CT 平面及冠状位、定位,示两肺多发模糊斑片影,小叶间隔增厚,呈蝶翼状,叶间积液,两侧胸腔积液

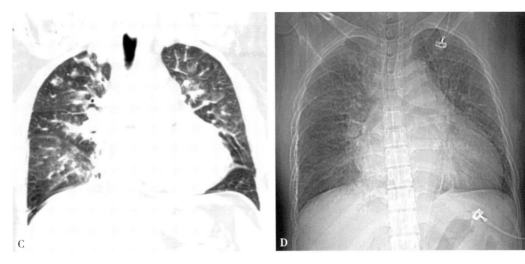

图 9-1-4（续）

【诊断要点】

①肺泡性肺水肿表现为肺泡实变影,早期呈结节状阴影,直径约 0.5~1cm 大小,边界模糊,很快融合成斑片或大片状磨玻璃样密度影,可见含气支气管影,密度均匀。②分布和形态呈多样性,可呈中央型、弥漫型或局限型。③动态变化:病变常在数小时内有显著变化。④胸腔积液:较常见,多为少量积液,呈双侧性。

【鉴别诊断】

肺泡性肺水肿主要和肺炎鉴别,后者常有发热及白细胞计数增高,心脏大小一般无异常,一般无胸腔积液。心脏病患者出现 Kerley B 线、肺内蝶翼状阴影者可诊断肺水肿,短期内复查病灶变化快,表现不典型者应密切结合病史。肺泡性肺水肿为肺泡腔、肺泡囊、肺泡管及呼吸性细支气管腔内液体过多,间质性肺水肿和肺泡性肺水肿多同时存在。

## 三、肾性肺水肿（图 9-1-5）

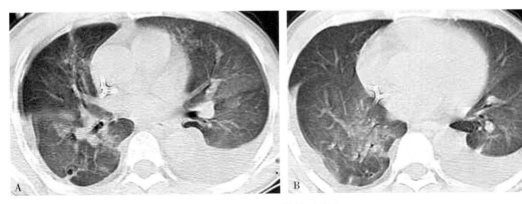

图 9-1-5　肾性肺水肿

男性,41 岁,肾衰 - 尿毒症,全身水肿,呼吸困难,咯血一周。T:38.7℃;Hb:58g/L。
CT 表现:A~C. 肺窗示肺泡性水肿,以两肺内、中带分布较明显,形成典型"蝶翼征";D. 纵隔窗示胸腔积液;经透析及抗炎治疗后 5 天复查,E、F. 肺窗示两肺渗出性病灶吸收明显

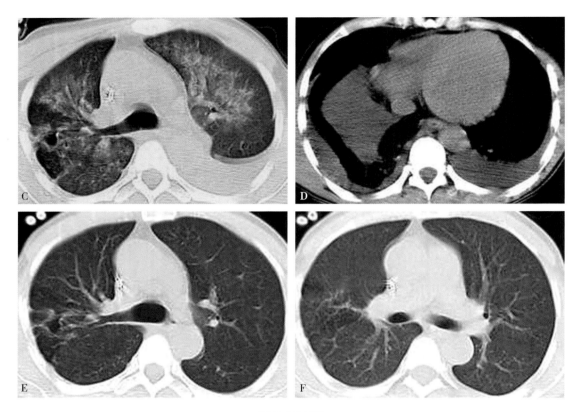

图 9-1-5(续)

【诊断要点】

①肾性肺水肿,主要是水钠潴留过多、贫血(肾衰导致促红细胞生成素降低)致血浆胶体渗透压降低,临床症状主要表现为少尿、高血压及心力衰竭。肾性肺水肿表现为肺纹理普遍增粗,肺实变阴影呈中央型分布,形成"蝶翼状"。②胸腔积液。③治疗后复查,病灶变化快。

【鉴别诊断】

肺水肿应与肺炎鉴别,肺炎临床表现为寒战发热、胸痛、白细胞升高;而肺水肿病人表现气急、呼吸困难、端坐呼吸、咳白色或粉红色泡沫痰。CT表现:病变多呈肺叶肺段分布的片状高密度影,极少双侧对称分布,且心脏外形一般无改变;而肺泡性肺水肿多表现为以肺门为中心对称分布的蝶翼状高密度影,由于心源性肺水肿有各种原因的心脏改变,心脏外形多有增大。

## 四、溺水性肺水肿(图 9-1-6)

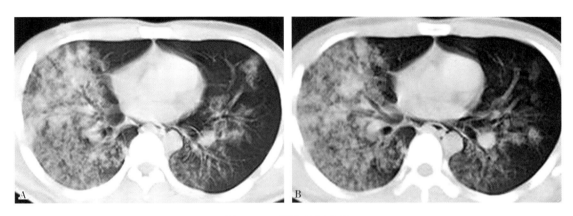

图 9-1-6　溺水性肺水肿

男性,28 岁,溺水性肺水肿,溺水 1 小时,咳嗽,呼吸困难,咳粉红色泡沫样痰,肺部听诊大量湿啰音。A、B. CT 平扫显示两肺透光度减低,并见广泛性分布结节样、斑片样密度增高影及磨玻璃样影,以两肺内、中带分布较明显,右侧较左侧多

【诊断要点】

①溺水者肺是急性呼吸窘迫综合征的一种,是毛细血管通透性增加而引起的非心源性肺水肿。与吸入性肺炎产生机制不同,但影像表现不易区分。溺水者因在水中发生主动呼吸,或因挣扎过久无法屏气,大量液体直接进入肺泡,又因右侧主支气管短而粗,嵴下角小,走行相对直,水容易吸入右肺。②溺水者 80% 有肺部表现,由于吸入的液体很快与毛细血管渗透压改变而来的漏出液混合,形成肺水肿。表现为小结节状阴影或呈肺叶、肺段分布的密度增高的肺泡性肺水肿,有时也可见间质性肺水肿。可继发多形核白细胞浸润,甚至可发展成为肺脓肿和脓胸。③结合病史即可明确诊断。

【鉴别诊断】

(1) 肺炎:弥漫分布的片状影也见于病毒性肺炎或支原体肺炎,肺炎患者常有发热等肺部感染症状和体征,心脏大小正常。溺水性肺水肿病变发生迅速,动态变化快,无肺炎的临床症状。

(2) 肺挫裂伤:肺挫裂伤常有明确外伤史,合并肋骨骨折,肺挫裂伤部位与肋骨骨折部位有相关性,损伤程度与肋骨骨折错位程度呈正相关,可合并有气胸及胸腔积液。

# 第二节　肺血栓栓塞疾病

图 9-2-1、图 9-2-2 为肺动脉栓塞病例。

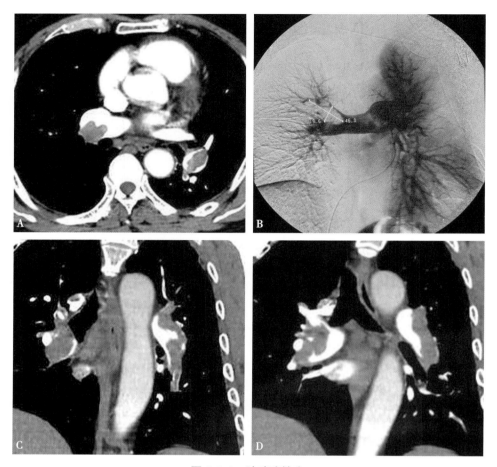

图 9-2-1 肺动脉栓塞

男性,60 岁,胸闷气促 3 天。D- 二聚体 5620μg/ml。A. 肺动脉 CTA 横断面;B. 肺动脉造影;
C、D. 冠状面重建。可见两侧肺动脉分支内见充盈缺损

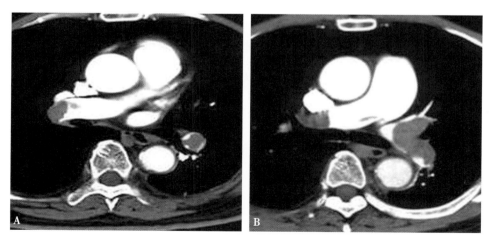

图 9-2-2 肺动脉栓塞

男性,65 岁,胸痛半天,伴少量咯血。A~C. 肺动脉 CTA,示左右肺动脉大分支内充盈缺损;
D. 冠状位重组图像,示左侧股静脉内栓子

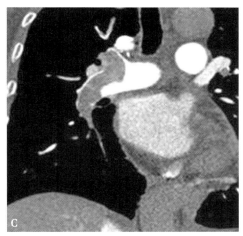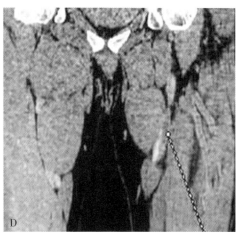

图 9-2-2（续）

【诊断要点】

①肺栓塞（pulmonary embolism，PE）是以各种栓子阻塞肺动脉系统为其发病原因的一组疾病或临床综合征的总称。肺血栓栓塞（pulmonary thromboembolism PTE）为来自静脉系统或右心的血栓阻塞肺动脉或其分支所致疾病，以肺循环和呼吸功能障碍为主要临床表现和病理生理特征。PTE 为 PE 的最常见类型，占 PE 中的绝大多数。症状表现多样、轻重不一，缺乏特异性，多以呼吸困难及气促伴胸痛常见，可有少量咯血。②肺栓塞是一种发病率和死亡率较高的疾病，影像学诊断方法以肺动脉造影为公认的金标准，以螺旋 CT 肺动脉造影（CT pulmonary angiography，CTPA）为首选影像学检查方法。X 线表现：较大分支栓塞可出现异常表现。Westermark 征：肺动脉栓塞血流量减少导致局部肺纹理减少消失、透亮度增加。肺动脉栓塞部位近端因栓子堵塞而增宽，远端因缺乏血液充盈而变细。肺叶体积缩小萎缩，周围肺叶代偿性移位。心影增大、心功能不全。数字减影血管造影（DSA）：肺动脉分支内充盈缺损或截断。

【诊断要点】

①直接征象：充盈缺损、管腔突然狭窄、腔内网格状改变和栓子钙化。实时 3D 成像显示肺动脉虫咬状完全闭塞和虫咬状不规则充盈缺损。间接征象：肺少血征、"马赛克"征、胸腔积液、右室增大。②肺野局部浸润影，以胸膜为基底的实变影。③下肢深静脉血栓，肺动脉的栓子约 70%~80% 来自下肢深静脉。有下肢深静脉血栓形成（DVT）的患者，约半数（50%~70%）发生 PE。DVT 与 PE 合并占 50%，故 DVT 是 PE 的标志。静脉血栓形成的基本原因有：血流淤滞、血流高凝状态、血管壁损伤等。多见于创伤、下肢静脉炎、肿瘤、慢性心肺疾病、长期卧床、肥胖、手术后、骨折、糖尿病、妊娠等患者。④临床表现为呼吸困难、气促、胸痛、咯血等。D-2 聚体可作为筛查低临床概率 PE 的有效指标。血清酶学检查对诊断肺栓塞无意义，但心肌酶明显升高有利于鉴别急性肺栓塞与急性心肌梗死。

【鉴别诊断】

对有可能发生下肢静脉栓子脱落的患者，临床表现为起病急、咯血和剧烈胸痛，CT 肺动脉造影显示血管腔内有充盈缺损即可明确诊断。白塞综合征患者肺血管受累占 5%，表现为肺动脉瘤和血栓,具有典型临床综合征表现,不难鉴别。

# 第三节  肺  梗  死

图 9-3-1 为肺梗死病例。

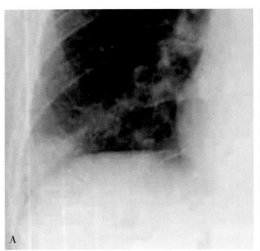
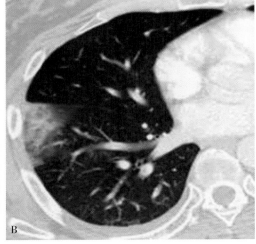
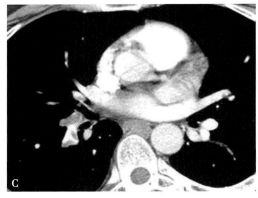

**图 9-3-1  肺梗死**
男性,52 岁,胸痛 3 天,伴咯血。A~C. X 线平片及 CT 平扫示右肺下叶外带楔形高密度影,底边向胸膜,尖端向肺门。肺动脉 CTA 显示右肺动脉分支内充盈缺损

## 【诊断要点】

①肺栓塞后,血循环障碍而引起的肺组织坏死。大都在患有心肺疾病的病人中产生;约占肺栓塞的 10%~15%。3/4 病例发生在下肺,约半数为多发。②呼吸困难、胸痛、及咯血为"肺梗死三联征"。③梗死区中央为坏死灶,周围为水肿带或出血区。水肿和出血短期内可吸收,坏死灶形成纤维化,牵拉胸膜移位。具有肺栓塞的表现,栓塞的缺血区出现实变阴影,可为一个或多个肺段。楔形或椎形实变是梗死的典型表现,宽基底面靠近胸膜,尖端指向肺门。密度均匀,边缘清楚而光滑,大小 3~10cm。梗死阴影内极少发生空洞。可有少量胸腔积液、膈肌位置升高或盘状肺不张。阴影消退缓慢,需 3~4 周,局部常残留纤维条状影及胸膜增厚或结节状阴影,部分病例可完全消失。④临床上中到高度怀疑肺栓塞的患者,首选螺旋 CT,其次是放射性核素显像,然后是综合超声影像技术,上述任一检查阳性均可确立诊断;对临床可疑而上述检查不能确诊者需行肺动脉造影以明确诊断。⑤CT 肺动脉造影具有安全、省

时、快捷、敏感性、特异性高，并且可以同时检查 DVT 和肺的其他病变等优点，值得在肺栓塞诊断中推广使用。

**【鉴别诊断】**

肺梗死约占肺栓塞的 10%~15%，大多见于心肺疾患的患者，如同时有肺心病、肺淤血以及肺水肿等征象时，如肺部实变伴肺心病、肺淤血、肺水肿等应考虑到肺梗死。

（胡燕标　凌小莉　邹　煜）

# 参 考 文 献

1. 赵云,唐光喜.医学影像诊断学实习手册.武汉:湖北科学技术出版社,2009.
2. 白人驹,张雪林.医学影像诊断学.第 3 版.北京:人民卫生出版社,2012.
3. 郭启勇.实用放射学.第 3 版.北京:人民卫生出版社,2007.
4. 刘士远,陈远航.胸部影像诊断必读.北京:人民军医出版社,2007.

# 第十章 肺尘埃沉着病

肺尘埃沉着病(尘肺)是一种职业性肺病,是指在生产过程中长期吸入大量有害粉尘,并在肺内潴留,而发生的以肺部弥漫性纤维化为主的一组疾病。根据吸入物的不同可分为硅沉着病(游离二氧化硅)、矽酸盐肺(结合二氧化硅)、炭尘肺(煤炭、炭黑、石墨)、混合性尘肺(游离二氧化硅和其他粉尘)、有机粉尘尘肺(棉尘)、农民肺(霉菌孢子)等。本部分以硅沉着病为代表介绍尘肺影像学表现(图 10-0-1,图 10-0-2)。

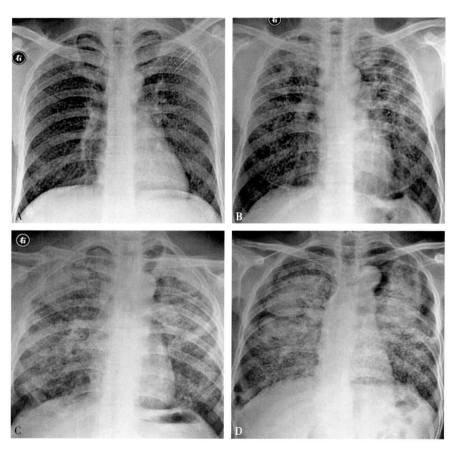

**图 10-0-1　各期尘肺 X 线表现**
A~D. X 线,分别代表 I 期、II 期、III 期、III⁺ 期尘肺胸部表现

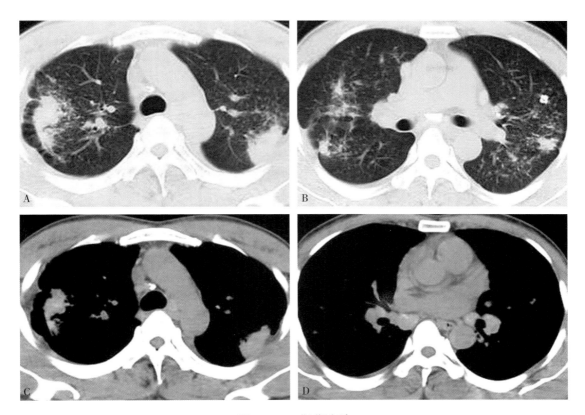

图 10-0-2 Ⅱ⁺ 期尘肺

男性,59 岁,打石头 10 年。A~D. CT 示两肺弥漫分布小阴影,密集度 3 级,两上肺大阴影之和小于右上肺区

【诊断要点】

①有职业接触史(工种、工龄、工作环境),肺部弥漫性病变而临床以呼吸困难为主者,易并发结核。②分期:Ⅰ期,有总体密集度 1 级的小阴影,分布范围至少达到两个肺区;Ⅱ期,有总体密集度 2 级的小阴影,分布范围超过 4 个肺区;或有总体密集度 3 级的小阴影,分布范围达到 4 个肺区;Ⅲ期,有大阴影出现,其长径不小于 20mm,短径不小于 10mm;Ⅲ⁺期,单个大阴影的面积或多个大阴影面积的总和超过右上肺区面积。③网状阴影中下肺野多见,出现较早,无特异性,病理为间质性淋巴管炎。矽结节为特异表现,诊断依据在粗网的基础上出现直径 3mm 结节,一般 <10mm。随病变进展,结节显示逐渐清楚,密度由低到高,边缘由模糊变锐利。结节可见钙化、小结节融合、间质纤维化、小叶不张、慢性炎症机化形成大结节或肿块,直径 >1cm,致密,周围肺气肿,内部缺血坏死形成空洞。④肺门影增大增浓。淋巴结增大、血管扩张、肺门上提或外移,晚期纤维化牵拉,肺气肿,肺门淋巴结蛋壳样钙化。⑤胸膜肥厚、粘连。

【鉴别诊断】

(1) 急性粟粒性肺结核:病灶大小、分布、密度均匀,密度较淡,肺尖受累,临床症状体征明显。硅沉着病肺部出现弥漫性病变而临床症状相对较轻,亦为硅沉着病的特征,一般诊断不难。其明确的职业史及矽结节的分布特点均有利于与粟粒性肺结核及结节病鉴别。

(2) 亚急性血行播散型肺结核:是结核杆菌多次、反复、小量经血循环播散致肺所造成的病变,当初次的播散病灶趋向愈合时又发生新一轮的播散,使病灶数目增多,范围加大,呈现新旧病灶混合状态。X射线胸片显示病灶分布、大小、密度均不一致的影像。单纯Ⅱ期、Ⅲ期尘肺少有中毒症状。如出现发热、盗汗等结核中毒症状,血沉增快,咯血时应考虑结核可能已经存在。病灶分布显示肺的上部较多并有向中下肺野逐渐减少现象。在抵抗力较差和治疗不当的情况下,可有程度不等的病灶融合而成斑片状阴影,进一步发展则会出现大片渗出、干酪,空洞等影像。

(陈 勇　高 莉　邹 煜)

# 参 考 文 献

1. 赵云,唐光喜.医学影像诊断学实习手册.武汉:湖北科学技术出版社,2009.

2. 白人驹,张雪林.医学影像诊断学.第3版.北京:人民卫生出版社,2012.

3. 郭启勇.实用放射学.第3版.北京:人民卫生出版社,2007.

4. 刘士远,陈远航.胸部影像诊断必读.北京:人民军医出版社,2007.

# 第 ⑪ 一 章

# 胸 膜 病 变

## 第一节　胸　膜　炎

图 11-1-1、图 11-1-2 为胸膜炎病例。

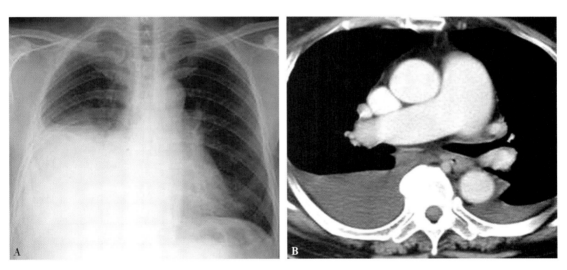

**图 11-1-1　结核性胸膜炎**

男性,21 岁。A、B. X 线、CT 纵隔窗,示右侧中等量胸腔积液,上缘呈外高内低弧形影

95

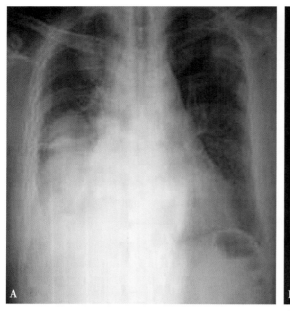
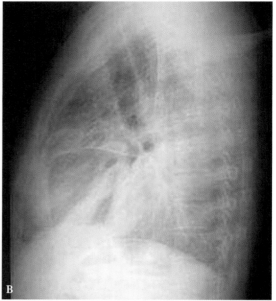

图 11-1-2　化脓性胸膜炎

男性,42 岁,高热寒战 3 天,胸痛一周。A、B. X 线示右侧多发包裹性胸腔积液;C. CT 增强扫描显示包裹积液之胸膜强化

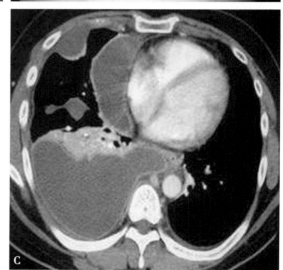

【诊断要点】

①多发生于一侧,偶为双侧,一般为浆液性,偶为血性。常呈游离性,也可局限,可引起胸膜肥厚、粘连钙化;②患者常有午后低热等结核中毒症状;③结核菌素试验阳性,血沉加快;④影像学表现为胸腔内弧形液体密度影,上缘呈弧形。

【鉴别诊断】

(1) 外伤性胸腔积液:常有明确外伤史。多伴有肋骨骨折及肺挫裂伤。

(2) 恶性胸腔积液:有原发肿瘤,以肺癌常见。胸腔积液经抽吸或引流术后很快又会出现,表现为顽固性胸腔积液,临床有恶液质症状等等,鉴别不难。

【诊断要点】

①发热及胸痛患者出现分隔状包裹的胸腔积液及胸膜增厚是化脓性胸膜炎的特点。

②急性期：胸腔游离积液或包裹性积液，部分病人并发支气管胸膜瘘，部分病灶内可见气泡影。慢性期：胸膜增厚、粘连，甚至钙化，胸廓塌陷。CT显示梭形高密度影，中心为液体密度，邻近肺实质、支气管、大血管受压移位，增强扫描显示脏壁两层胸膜明显强化。

【鉴别诊断】

周围性肺脓肿，后者位于肺内，周围有渗出性病变，壁厚薄不均。

## 第二节 气胸与液气胸

图 11-2-1 为右侧自发性气胸病例。

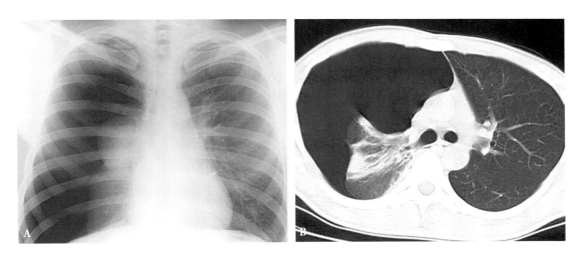

**图 11-2-1　右侧自发性气胸**

男性，19 岁，突发胸痛 2 小时。A、B. X 线、CT 肺窗，示右肺野中外带呈透亮气体密度带，其内侧显示右肺组织压缩至纵隔旁

【诊断要点】

①青年男性，身型清瘦，突发胸痛；②右侧胸腔内有大量透亮气体带，其中无肺纹理，右肺组织受压萎陷至纵隔旁；患侧隔下降，肋间隙增宽；纵隔向健侧移位；有时可见纵隔疝。

【鉴别诊断】

X 线及 CT 检查一般可以确诊气胸和液气胸，但需与肺大疱鉴别。临床需要确定气胸的量以便确定治疗方案。少许气胸仅存在于肺尖部或上部，呈线状透亮影。肺组织压缩至单侧胸腔中外带交界处时，肺组织大约被压缩 50%。肺组织压缩至单侧胸腔直径的一半时，肺组织大约被压缩 80%。肺组织压缩至单侧胸腔中内带交界处时，肺组织萎缩于肺门部，呈软组织肿块样，肺组织大约被压缩 100%。张力性气胸时透亮带超越纵隔中线并突向对侧胸腔。

## 第三节 胸膜肥厚、粘连和钙化

图 11-3-1 为胸膜增厚、钙化病例。

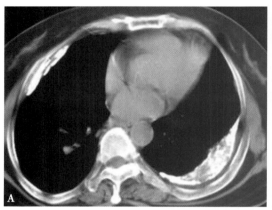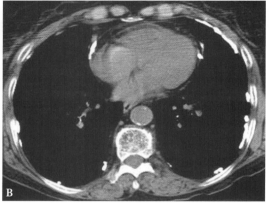

**图 11-3-1 胸膜增厚、钙化**

男性,63 岁。A、B. CT 纵隔窗,示两侧胸壁见弧形、新月形、结节状致密影

【诊断要点】

多发于肋膈角侧胸壁下,范围广,以结核为多。尘肺多见于侧胸壁中段(厚度大于 5mm);膈肌腱胸膜和心包膜多发性钙化,多见于石棉肺。

【鉴别诊断】

增厚胸膜呈斑条状或弧形高密度影,钙化者呈致密影。

# 第四节 胸 膜 肿 瘤

## 一、恶性胸膜间皮瘤(图 11-4-1)

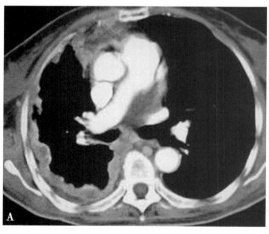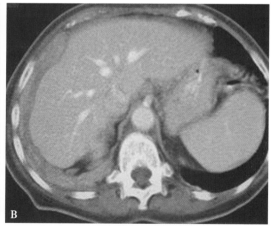

**图 11-4-1 恶性胸膜间皮瘤**

自胸壁突向肺野的结节状影,随胸壁活动。胸膜不规则分叶状增厚。有时仅表现为胸腔积液。A、B. CT 表现:①与胸膜锐角或钝角相交的类圆形肿块;②边缘光整或有蒂;③增强扫描呈均匀强化(液化坏死区及钙化区除外);④弥漫型为胸膜广泛结节状或不规则增厚,靠近基底部较重;⑤胸腔积液;⑥可合并淋巴结肿大和胸壁骨质破坏,纵隔胸膜受累可引起纵隔固定。

【诊断要点】

①流行病学调查证明间皮瘤和石棉接触史有密切关系,恶性间皮瘤是最常见的胸膜肿瘤。胸膜间皮瘤可分为孤立型和弥漫型两种,前者多为良性,后者则多为恶性。有石棉接触史者,其潜伏期可达数十年之久。②孤立型间皮瘤表现为与胸壁连接、边缘清楚的孤立性圆形或椭圆形软组织肿块。恶性弥漫型者早期时表现为胸水、局限性胸膜增厚,常侵犯壁层胸膜并向膈肌延伸,肋膈角消失。以后在胸壁上出现一系列高低不一的结节,同时可出现大量胸水,随访中发现,大量胸水中可出现不规则的大片胸膜增厚,这是恶性间皮瘤的最常见表现,增厚可呈片状、分叶状和结节状,形成环状胸膜,当肿瘤沿浆膜面播散,侵犯脏层胸膜时,会出现广泛的叶间裂增厚。恶性胸膜间皮瘤可侵犯邻近组织,导致纵隔固定,虽有大量胸水但并不出现纵隔移位。在石棉工人中,如见到伴有大量胸水的钙化胸膜斑,而无纵隔移位或同侧胸腔容积减少者高度提示为恶性胸膜间皮瘤。

【鉴别诊断】

(1)孤立型胸膜间皮瘤需和邻近胸膜的周围型肺癌鉴别,后者常呈分叶状,边缘不太光滑,且有细毛刺,而良性孤立型胸膜间皮瘤多表面光滑。

(2)弥漫型恶性胸膜间皮瘤需和胸膜转移性肿瘤鉴别,胸膜转移瘤可有原发病灶,多以胸腔积液为主。如发现病灶为双侧性,结节大小不一,而且互相分离者可能为转移瘤。影像检查难以确诊,主要和各类胸膜肿块鉴别,必要时应胸膜活检。

## 二、胸膜转移(图 11-4-2)

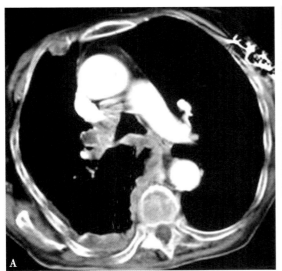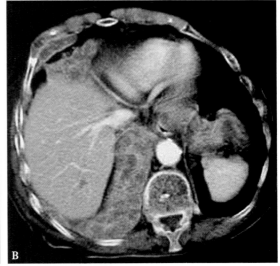

图 11-4-2　乳腺癌胸膜转移

女性,55 岁。A、B. CT 示右侧胸壁多发扁平肿块,增强扫描呈不均匀强化

【诊断要点】

①主要是肺癌、乳腺癌、胃肠道肿瘤和卵巢肿瘤经血行或淋巴转移而来。②顽固或短期内出现的大量胸腔积液。③胸膜散在或多发结节或不规则结节状增厚。④增强扫描显示结

节明显强化。⑤可见纵隔淋巴结肿大。

【鉴别诊断】

根据原发病史、胸膜结节及血性胸腔积液,可以诊断胸膜转移。必要时可依据胸腔积液细胞学检查和胸膜活检而确定诊断。

(胡燕标 李 娟 邹 煜)

# 参 考 文 献

1. 赵云,唐光喜. 医学影像诊断学实习手册. 武汉:湖北科学技术出版社,2009.
2. 白人驹,张雪林. 医学影像诊断学. 第 3 版. 北京:人民卫生出版社,2012.
3. 郭启勇. 实用放射学. 第 3 版. 北京:人民卫生出版社,2007.
4. 刘士远,陈远航. 胸部影像诊断必读. 北京:人民军医出版社,2007.

# 第十二章

# 纵隔疾病

## 第一节　纵隔的正常影像表现

纵隔位于两肺之间,上部为胸界入口,下缘为膈,前部为胸骨,后部为胸椎。其中主要有心脏、大血管、气管、支气管、食管、淋巴组织、神经、脂肪及胸腺等结构和组织。纵隔分区方法有多种,在影像学上,常采用纵隔九分法:在侧位胸片上,将纵隔纵向划分为前、中、后三部分,横向划分为上、中、下三部分。前纵隔位于胸骨后,气管、升主动脉、心脏之前。食管前壁是中后纵隔的分界,但在侧位胸片上区分食管壁困难,通常以较易辨别的气管后壁作为分界。胸骨柄下缘至第4胸椎体下缘连线与第4前肋端至第8胸椎体下缘的连线将纵隔分为上、中、下纵隔(图12-1-1)。

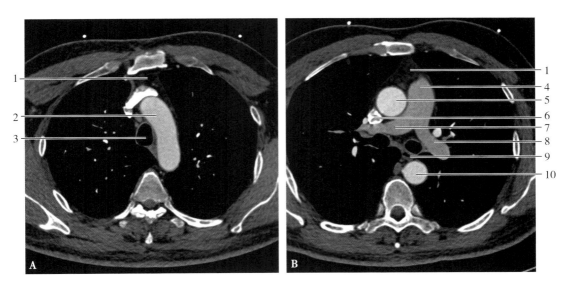

图 12-1-1　正常纵隔影像解剖

1. 胸腺；2. 主动脉弓；3. 气管；4. 肺动脉干；5. 升主动脉；6. 上腔静脉；7. 右肺动脉；8. 左肺动脉；9. 食管；10. 降主动脉

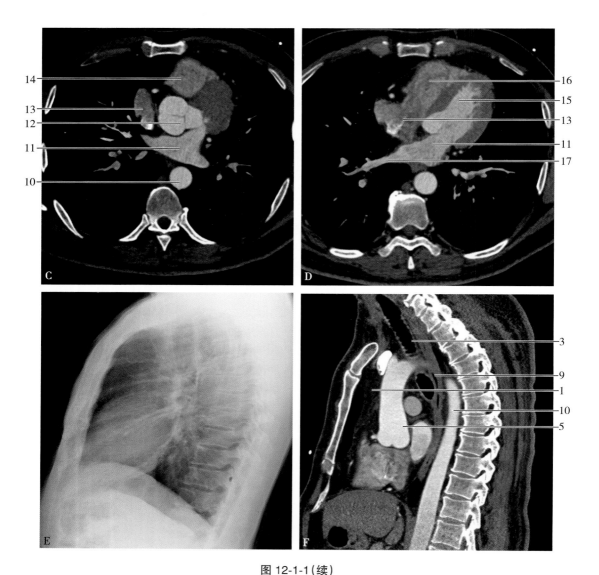

图 12-1-1(续)
11. 左心房；12. 升主动脉根部；13. 右心房；14. 肺动脉干根部；15. 左心室；16. 右心室；17. 肺静脉

　　纵隔异常最常见的原因为纵隔肿块，CT 在证实纵隔肿块的存在、定位以及鉴别肿块的囊性、实性、脂肪组织和血管异常等方面较普通 X 线检查明显优越。与 CT 相比，MRI 在显示钙化方面不如 CT，但在诊断累及椎管的后纵隔神经源性肿瘤方面较 CT 有一定优势。诊断原则在于，首先应作定位诊断，从肿块的位置出发，考虑该位置的常见疾病，再根据肿块的密度、强化程度和与邻近组织的关系，作出定性诊断，并进行鉴别诊断。

# 第二节　纵隔肿瘤与肿瘤样病变

## 一、胸内甲状腺肿(图 12-2-1)

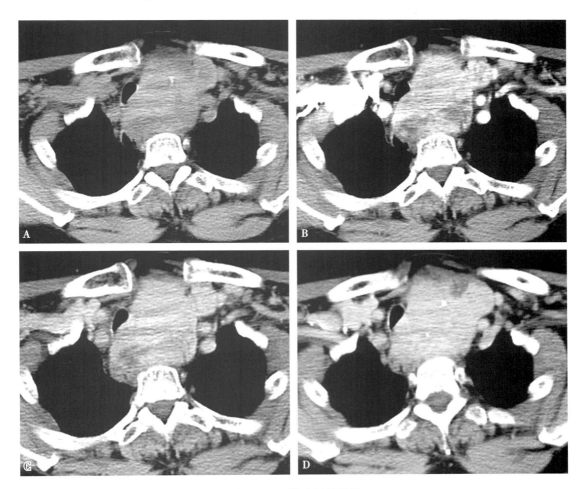

图 12-2-1　胸内甲状腺肿

女性,61 岁,颈部肿胀数月,近日出现呼吸急促,憋闷,伴声嘶,吞咽有阻挡感。A~D. CT 示甲状腺左侧叶明显增大,位于胸骨后上方,其内密度不均,见低密度区及点状钙化,增强后呈不均质强化,气管、食管明显受压右移

【诊断要点】

①多见于 40~50 岁女性,男女比约为 1：3~6,肿块较大时可出现压迫症状,如气促、声嘶和吞咽困难等;②多位于前上纵隔,异位胸内甲状腺可位于纵隔内任何部位;③X 线表现:肿块多为椭圆形,边缘锐利清楚,透视下可见其随吞咽动作上下移动,间接征象为周围结构(气管、食管和大血管)的受压变形移位;④CT 追踪肿块断面图像或冠状位、矢状位重建图像可见纵隔肿块与颈部甲状腺相连,密度一般为接近或略高于胸壁肌肉,伴有囊变、钙化时可致密度不均匀;⑤MRI 显示:甲状腺肿呈长 $T_1$ 长 $T_2$ 信号,信号不均;⑥增强后早期即有明显

强化,延迟扫描仍呈明显增强表现。

【鉴别诊断】

右上纵隔的胸内甲状腺肿需与无名动脉伸展扭曲及无名动脉瘤鉴别,后者多有搏动。

## 二、胸腺瘤(图 12-2-2)

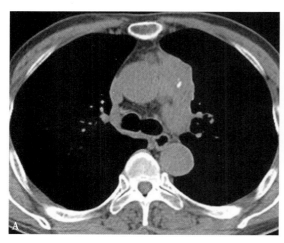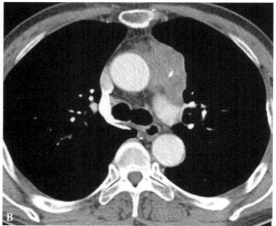

图 12-2-2　侵袭性胸腺瘤

男性,51 岁,右胸疼半年伴咳嗽、咳白黏痰。A、B. CT 纵隔窗示升主动脉左侧不规则软组织密度灶,与周围血管间隙消失,其内见点状高密度钙化灶,增强扫描轻度强化

【诊断要点】

①多见于成年男性,临床表现可与重症肌无力有密切联系;②为前纵隔最常见的肿瘤之一;③X 线后前位胸片可见纵隔增宽,侧位可见前纵隔内肿块影;④CT 病变呈类圆形,可有分叶,边缘不规则;⑤MRI 表现为 $T_1WI$ 呈中等或略低信号,$T_2WI$ 多为中等信号,也可为略高信号;⑥增强扫描肿瘤实性部分可有强化。

【鉴别诊断】

(1) 胸腺增生:胸腺虽然增大,其正常形态仍存在。

(2) 胸内甲状腺:常位于气管的前方或侧方,可随吞咽上下移动,CT 增强时实质明显强化,且对比剂在肿块中持续时间较长。

(3) 畸胎瘤:常发生在中青年,可无症状,或有反复发作的肺部感染,有时有咳出毛发或油脂样物的病史,X 线检查肿块内可有牙齿或骨骼钙化影,CT 扫描肿块内部可见脂肪密度和钙化、骨化。

(4) 升主动脉瘤:胸部 CT 扫描可显示升主动脉局限性瘤样扩张,诊断有困难时可行CTA 或 MRA 检查。

## 三、畸胎瘤(图12-2-3、图12-2-4)

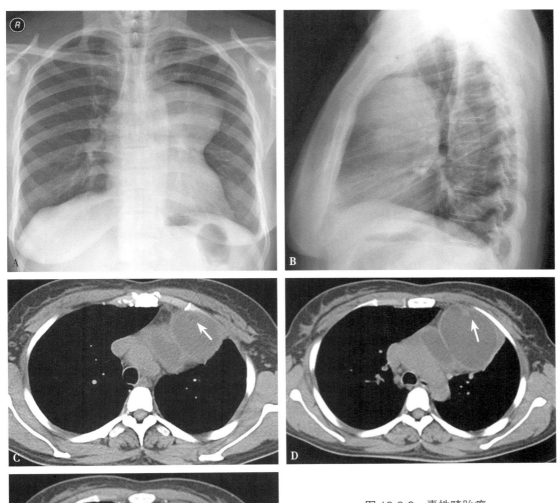

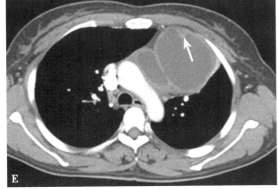

**图 12-2-3 囊性畸胎瘤**

女性,48岁,胸痛1月余。A、B.X线片,示左侧前上中纵隔7cm×8cm肿块,密度均匀,边缘光整;C、D.CT纵隔窗,示病灶呈囊状,内有分隔,囊壁厚,囊内大部分为液体密度,可见小斑片状脂肪密度区(图C,白箭),囊壁局部可见小结节(图D,白箭);E.CT纵隔窗增强扫描,示囊壁、分隔及小结节(白箭)可见强化

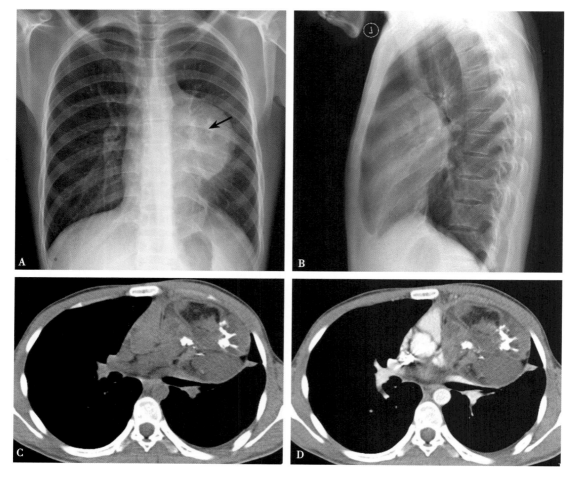

**图 12-2-4 实性畸胎瘤**

男性,16 岁,胸闷 2 年,加重 1 个月。A、B. X 线片,示左侧前中纵隔软组织肿块,边缘光整,密度不均,其内似见不规则钙化(箭);C. CT 平扫,示病变内脂肪密度区及斑片状钙化;D. CT 增强扫描,示病变实性部分轻度强化

【诊断要点】

①肿瘤由外、中、内三个胚层组织构成,分为成熟型和未成熟型;好发于新生儿和婴儿,女性为多。肿瘤较小时无症状,累及周围组织可产生相应的表现。②病变绝大多数位于前中纵隔。③X 线可显示瘤内骨、牙齿等异常钙化影,肿块较大者可见纵隔增宽。④CT 表现:囊性畸胎瘤(皮样囊肿)呈单房或多房的厚壁囊肿,囊肿呈圆形或卵圆形,内容物多为均匀一致的液体,囊壁可见钙化,内部可见脂肪密度,其中液 - 脂平面对诊断良性畸胎瘤有特异性;实性畸胎瘤为类圆形或不规则形软组织肿块,内部可见脂肪密度和钙化、骨化。⑤MRI 表现:囊性畸胎瘤 $T_1WI$ 大多呈低信号,$T_2WI$ 呈高信号,脂质含量较多时,$T_1WI$ 呈高信号,囊壁的钙化在 MRI 上不能显示;实性畸胎瘤信号不均匀,$T_1WI$ 脂肪成分呈高信号,软组织成分呈中等信号,水样液体呈低信号,$T_2WI$ 呈不均质高信号。

【鉴别诊断】

（1）囊性畸胎瘤：需与心包囊肿、胸腺囊肿等鉴别。心包囊肿多位于心膈角区，右侧多见，呈圆形或椭圆形，密度均匀，轮廓光整，无钙化。不典型者难以与胸腺囊肿鉴别。

（2）实性畸胎瘤：不典型者难以与胸腺瘤、淋巴瘤及其他生殖细胞肿瘤等鉴别。

## 四、淋巴瘤（图 12-2-5、图 12-2-6）

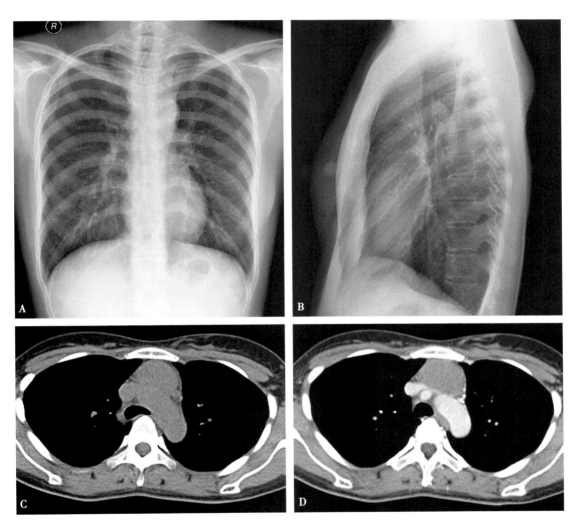

图 12-2-5 淋巴瘤

女性，32 岁，胸闷 1 个月余。A、B. X 线片，示左上纵隔（主动脉弓上）略增宽，局部气管左侧壁及前壁略呈弧形受压；C. CT 纵隔窗，示前上纵隔类圆形肿块，边缘光整；D. CT 纵隔窗增强扫描，示肿块可见强化，邻近血管受压移位

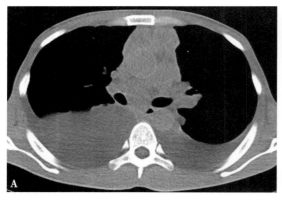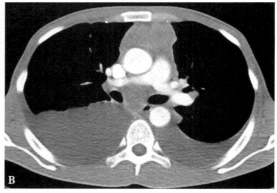

图 12-2-6 淋巴瘤

男性,23 岁,发现浅表淋巴结肿大 10 余天。A、B. CT 示纵隔、双侧肺门多发肿大淋巴结,部分融合成团包绕血管;双侧胸腔积液

**【诊断要点】**

①分为霍奇金病(HD)和非霍奇金淋巴瘤(NHL)两大类,前者多见于青年,后者可见于各种年龄组,随年龄增长而增多,男性多于女性。多以无痛性颈和锁骨上淋巴结肿大为首见表现。②X 线无特征性,肿块较大时可见纵隔呈波浪状增宽。③CT 显示肿大淋巴结多非对称分布于中上纵隔,以气管前组和前纵隔最常见,其次为气管支气管组和隆凸下组。可融合也可分散存在,融合淋巴结常包绕或侵及血管。④MRI 显示 $T_1WI$ 呈中等信号,$T_2WI$ 呈高信号。⑤增强扫描呈轻到中度强化。

**【鉴别诊断】**

(1) 结节病:症状轻微,大部分可以自愈。常以双侧肺门、隆凸下和气管旁淋巴结增大为其特征,具有对称性,淋巴结可融合成块。

(2) 淋巴结结核:淋巴结肿大多为一侧性,CT 增强扫描多呈环状强化。肺内多有结核病变。

(3) 转移性淋巴结肿大:常以单侧肺门或纵隔分布,大多有原发肿瘤病史。

## 五、神经源性肿瘤(图 12-2-7~ 图 12-2-9)

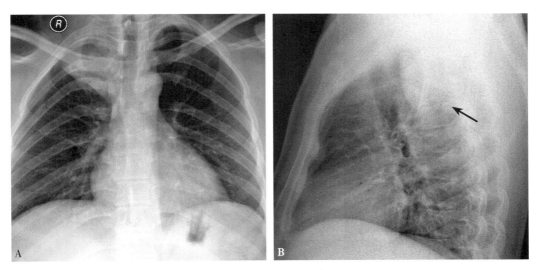

图 12-2-7 神经源性肿瘤

男性,25 岁,偶感胸闷,微咳数日。A、B. X 线片示右上后纵隔脊柱旁的椭圆形肿块,上下径大于横径。边缘光滑,略呈分叶状。侧位片上肿块后缘大都与椎间孔相重叠(箭)

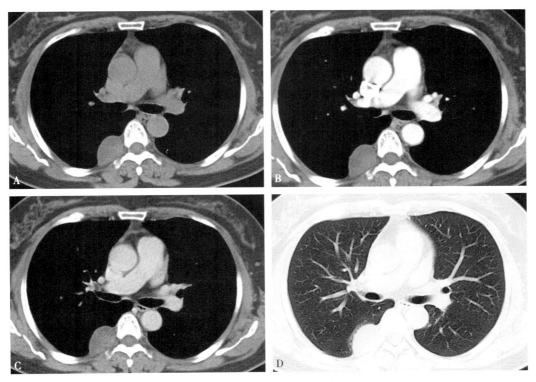

图 12-2-8 神经源性肿瘤

女性,43 岁,右侧肩部疼痛、胸闷、胸痛伴刺激性咳嗽数日。A~D. CT 示右后纵隔脊椎旁见一椭圆形肿块,边界光滑,增强扫描呈轻度均匀强化

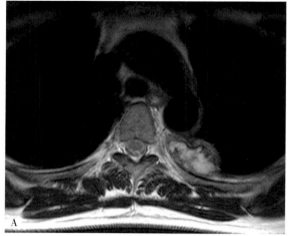

**图 12-2-9 神经源性肿瘤**

女性,55 岁,偶感吞咽不适伴随刺激性咳嗽数月。A~C. MRI 示左侧第五后肋水平近脊椎旁软组织肿块,形态不规则,边界尚清晰,病灶以长 $T_1$ 长 $T_2$ 信号为主,其内信号不均匀,相应椎间孔扩大

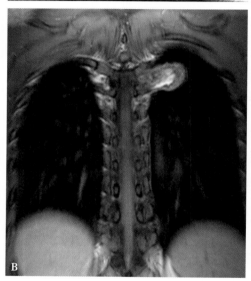
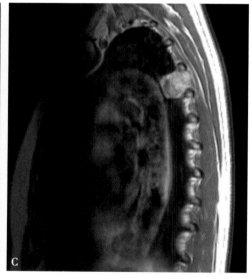

【诊断要点】

①成人最常见的为神经纤维瘤和神经鞘瘤,以 20~30 岁年龄组最多见;大多数患者无明显症状,偶在体检时发现,也可因肿瘤压迫邻近器官而出现相应症状。②好发于脊柱旁沟区。③X 线表现:肿块后缘大都与椎间孔相重叠,邻近椎间孔可扩大,大多呈圆形、椭圆形,少有分叶,神经节细胞瘤往往长而扁呈条形或三角形。④CT 表现:多为软组织密度,CT 值 30~50HU,略低于邻近肌肉密度;良性者边缘光滑、界限清晰,可压迫邻近肋骨和胸椎,压迹光整;恶性者往往体积较大、密度不均、边缘毛糙,与周围组织界限不清,形成不规则溶骨性破坏,还可侵犯胸膜;血行转移以肺内转移最常见,淋巴转移少见。相邻椎间孔的扩大表明肿瘤已伸入椎管内,为神经源性肿瘤的特征性表现。⑤MRI 表现:瘤灶呈长 $T_1$、长 $T_2$ 信号,瘤灶囊变呈更长 $T_1$、更长 $T_2$ 信号,对骨质破坏的显示不如 CT,但对估计肿瘤向椎管内的扩展和明确是否伴随脊髓病变等方面的显示优于 CT。⑥增强扫描呈均匀或不均匀中度强化。一般神经鞘瘤常强化不均,而神经纤维瘤强化均匀。

【鉴别诊断】

(1) 食管外生性肿瘤:除见软组织肿块外,食管壁呈环形增厚,上方管腔扩张,结合钡餐透视诊断不难。

(2) 食管裂孔疝:CT 扫描时,让患者口服对比剂可鉴别,腹部食管扩张或中心腱上方出现胃组织,都表明有食管裂孔疝的存在。

(3) 脊柱结核:多见椎体融冰样、碎玻璃样骨质破坏为主,破坏区内沙砾样死骨,脊柱旁冷脓肿形成为其典型表现。

(4) 脊柱骨肿瘤:脊柱肿块病变多以溶骨或成骨型骨质破坏为主,软组织肿块改变较轻。

## 六、纵隔其他少见肿瘤和囊肿

### (一) 脂肪瘤(图 12-2-10)

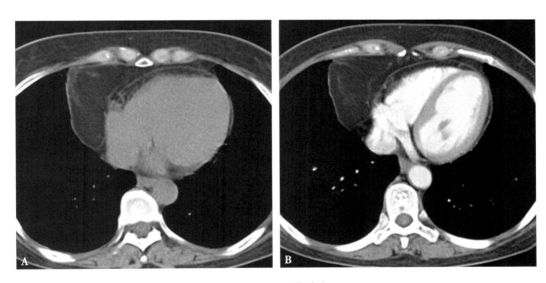

图 12-2-10 脂肪瘤

女性,59 岁,胸疼、憋喘。CT 示右侧前下纵隔心膈角区大片脂肪密度灶,增强扫描时略有强化

【诊断要点】

①多见于前纵隔下部和心膈角,临床上多无症状;②形态多样;③CT 下可见前纵隔下部和心膈角处有脂肪密度灶,呈哑铃状可为其特征性表现;④MRI 表现为均匀脂肪信号 $T_1WI$ 呈高信号,$T_2WI$ 呈中等信号,脂肪抑制成像呈低信号;⑤增强可见略有强化。

【鉴别诊断】

(1) 脂肪蓄积:多见于肥胖或肾上腺皮质激素服用者,少数见于原发性 Cushing 综合征患者,CT 表现为大量脂肪组织弥漫分布于纵隔内,无包膜,不压迫纵隔大血管、气管等结构。

(2) 心包脂肪垫:CT 表现为左侧或右侧心膈角处脂肪性肿块,边缘光滑锐利,轮廓规则,平扫和增强均不能见到包膜。

(3) 膈疝:CT 可见经横膈疝入胸腔的疝内容物,增强检查时更易明确疝入胸腔的内容物。

## （二）支气管囊肿（图 12-2-11）

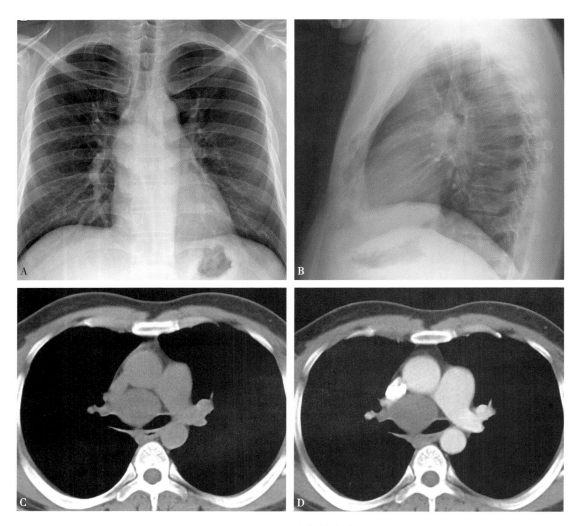

**图 12-2-11 支气管囊肿**

男性,36 岁,咳嗽 3 年,加重伴右胸痛 3 月余。A、B. X 线片,示中纵隔气管隆凸下方见一肿块,密度均匀,边缘光滑,支气管受压;C. CT 纵隔窗,示纵隔内骑跨气管隆凸下囊状低密度灶,边界清晰,左、右支气管明显受压,管腔变窄;D. CT 纵隔窗增强扫描,未见明显强化

【诊断要点】

①多见于儿童和青年人,该病较罕见,成人一般无症状;婴幼儿囊肿较小时多无症状,较大时可有压迫症状;囊内出血或感染时,肿块可突然增大,出现压迫或感染症状。②多见于气管及隆凸周围。③X 线表现:囊肿呈类圆形均匀致密影,贴近气管或支气管壁的一侧边界多较平直,可随体位、呼吸变形。④CT 表现:囊肿呈圆形或椭圆形,边缘锐利,张力较高,与气管、支气管关系密切;平扫 CT 值变化较大,典型者呈水样密度,部分呈软组织密度,甚至高于软组织密度,提示有出血或蛋白含量较高,少数囊壁有钙化。⑤MRI 表现:$T_1$WI 呈低信号,

$T_2WI$ 呈高信号;当有出血或蛋白含量较高时 $T_1WI$ 可呈高信号。感染性囊肿 $T_1WI$ 和 $T_2WI$ 均呈中等信号。⑥增强扫描无强化。

**【鉴别诊断】**

(1) 食管囊肿或淋巴来源的囊肿:依据位置,不过较难鉴别。

(2) 表现为软组织密度者与淋巴结和实性肿瘤相鉴别:淋巴结和实性肿瘤增强扫描时多有强化。

## (三) 食管囊肿(图 12-2-12)

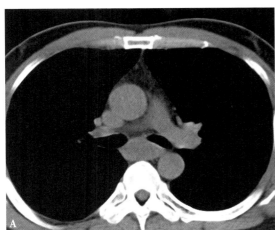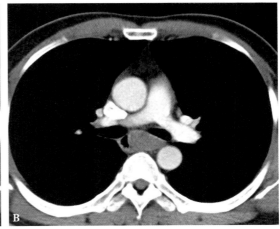

图 12-2-12 食管囊肿

男性,40 岁,无明显症状。A、B. CT 示食管中段左侧软组织密度灶,其内密度均匀,边缘光滑,邻近结构受挤压,增强扫描肿块均匀性轻度强化

**【诊断要点】**

①多见于小儿,囊肿较大时可有压迫症状;②常位于纵隔内食管中 1/3 处的左、右侧;③X 线表现为食管旁均匀致密影,亦可在深呼吸运动中发生形态变化;④CT 表现:囊肿呈圆形或椭圆形,密度均匀,CT 值 10~15HU。边缘光滑,与周围纵隔结构分界清楚;⑤MRI 表现与支气管囊肿类似,本身信号无特异性;⑥增强扫描仅见菲薄囊壁轻度强化。

**【鉴别诊断】**

食管囊肿应与支气管囊肿鉴别,后者气管与支气管有局限性压迹。

### （四）心包囊肿（图 12-2-13）

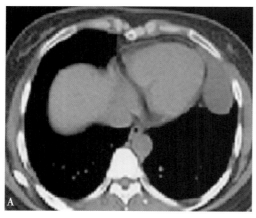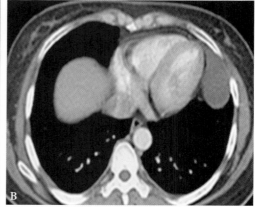

图 12-2-13 心包囊肿

男性,49 岁,无明显症状。A、B. CT 示左心膈脚处囊状低密度影,密度均匀,轮廓光整,与心包关系密切,增强扫描未见明显强化

【诊断要点】

①临床上多无症状,常在体检时发现。②可发生于心包任何部位,多见于心膈角区,以右侧多见。③X 线表现:病变多呈圆形或椭圆形,轮廓光整,侧位胸片呈水滴状,上尖下圆,变换体位囊肿形态亦可发生变化。④CT 平扫显示囊肿与心包不能分离,多数为水样密度,也有较高密度的。囊壁一般无钙化。⑤MRI 表现:$T_1WI$ 呈低信号,$T_2WI$ 呈高信号,边缘光整。⑥增强扫描囊壁强化不明显,囊内容物无强化。

【鉴别诊断】

（1）心包脂肪垫:含脂肪组织,CT 值测定为负值。

（2）心包憩室:与心包腔相通。

### （五）胸腺囊肿（图 12-2-14）

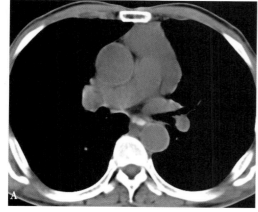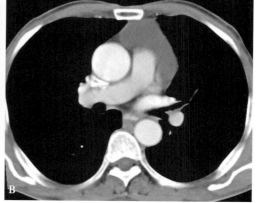

图 12-2-14 胸腺囊肿

男性,73 岁,无明显症状。A、B. CT 示前纵隔内水样低密度肿块,增强扫描未见明显强化

【诊断要点】

①可分先天性和获得性,先天性常见于儿童,一般无症状,如囊肿较大压迫气管或心脏可有相应症状;获得性囊肿常见于胸腺瘤出血、坏死、囊性变和胸腺霍奇金淋巴瘤放疗后。②多见于胸骨柄后前上纵隔区。③X 线表现为前上纵隔类圆形均匀致密影。④CT 表现:囊肿一般呈圆形或椭圆形,少数可呈倒"V"字形,与胸腺形态一致,CT 值近似于水,当囊内有出血或胆固醇结晶时则密度不均匀。⑤MRI 表现:$T_1WI$ 呈低信号,$T_2WI$ 呈高信号,囊内成分复杂时 $T_1$ 信号可改变。⑥增强扫描无强化。

【鉴别诊断】

(1) 胸腺瘤:增强扫描检查肿瘤实性部分可有强化。

(2) 胸内甲状腺肿:多位于气管的前方或侧方,多与颈部甲状腺相连,多数病灶可随吞咽上下移动,增强时实质明显强化,且对比剂在肿块中持续时间较长。

# 第三节　纵隔非肿瘤性疾病

## 一、胸主动脉瘤（图 12-3-1~ 图 12-3-3,见文末彩图）

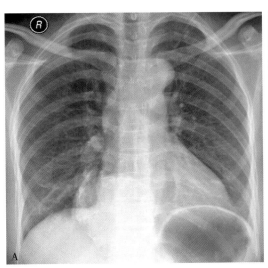

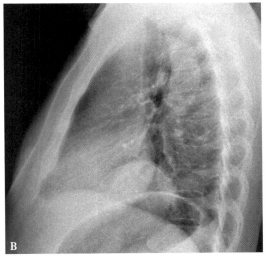

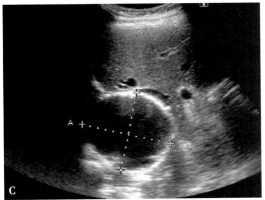

图 12-3-1　囊状胸主动脉瘤

女性,36 岁,查体发现纵隔占位。A、B. X 线,示后下纵隔心影右后方类圆形肿块,边缘可见钙化;C. 经肝 B 超,示肝脏后方主动脉走行区见一厚壁囊性暗区,囊壁与主动脉管壁延续,囊腔与主动脉相通

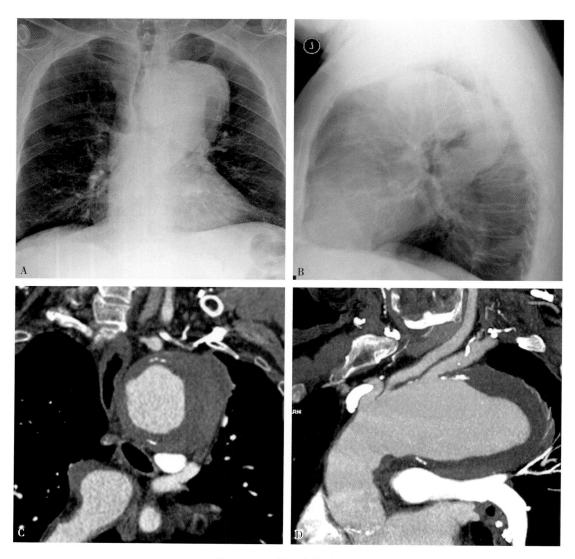

**图 12-3-2 梭形胸主动脉瘤**

男性,71 岁,胸痛 4 个月余。A. 胸部正位片,示上纵隔增宽;B. 胸部侧位片,示主动脉弓梭形增宽;C. CT 冠状位,示胸主动脉明显增宽,管腔强化不均,可见环形低密度区—附壁血栓,管壁见多发斑点状钙化;D. CT 斜矢状位,示胸主动脉瘤呈梭形,弓上三大血管未见受累

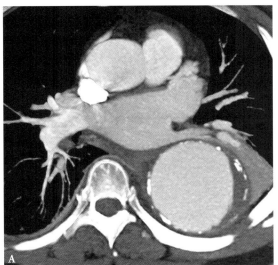

图 12-3-3 梭-囊状胸主动脉瘤

女性,39岁,胸痛2年,加重4个月。A. CT 横轴位,示胸主动脉管径明显增粗,管腔强化不均,内见新月形附壁血栓,管壁见多发斑点状钙化,相邻左肺组织部分实变;B. CT 斜矢状位,示胸主动脉瘤起自降主动脉起始段,终于肾动脉开口处,管腔内见明显附壁血栓,管壁钙化明显;C. CT 三维容积重建,示胸主动脉全程,动脉瘤呈梭-囊状,管壁毛糙不光滑

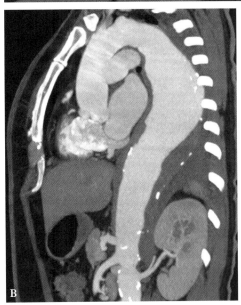

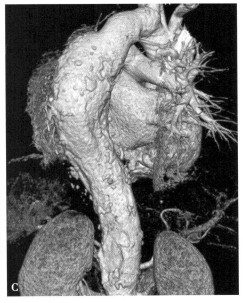

主动脉瘤是指局限性或弥漫性主动脉扩张,其管径大于正常主动脉的 1.5 倍或以上。病理上分为真性动脉瘤和假性动脉瘤。真性动脉瘤是指主动脉壁的三层结构构成瘤壁。假性动脉瘤是指主动脉壁破裂或内膜和中层破裂,造成出血或外膜局限性向外膨突形成,瘤壁由血管周围结缔组织、血栓或血管外膜构成。根据动脉瘤的形态分为三种类型:①囊状动脉瘤:动脉瘤多是由主动脉一侧壁膨凸,形态上可明确分出瘤体和瘤颈;②梭形动脉瘤:动脉瘤是由主动脉周壁膨凸而形成;③梭-囊状动脉瘤:具有上述两者特点,又称为混合型动脉瘤。

【诊断要点】

①多见于老年男性,病因有动脉粥样硬化、感染、创伤、大动脉炎、马凡综合征、白塞综合征等,动脉粥样硬化是常见病因。动脉瘤较小时病人可无症状,于健康查体时胸部 X 线摄影无意中发现;动脉瘤较大时,压迫周围组织器官,产生胸背疼痛、咳嗽、气短、声音嘶哑等症状

或出现搏动性肿块。②X 线表现:可见纵隔增宽或局限性膨凸,至少在一个体位上瘤体与主动脉相连,透视下可见扩张性搏动,瘤壁可见钙化;瘤体可压迫侵蚀周围器官。③超声表现:可见病变部位动脉内外径增大。④CT 及 MRI 表现:可见主动脉腔径增宽,大于正常径 50%,或直径大于 4cm;囊状动脉瘤有瘤颈及瘤体,位于主动脉的一侧,梭形或梭囊状动脉瘤均与主动脉腔相延续;管壁可见不规则增厚及附壁血栓,CT 尚可见管壁钙化;瘤体较大可累及分支血管或压迫周围器官。CT 及 MRI 能明确动脉瘤的存在及其部位、范围、大小和形态,显示动脉瘤分支血管有无受累,了解动脉瘤与邻近器官的关系,发现动脉瘤有否破裂并对其做出定性诊断。

【鉴别诊断】

(1) 主动脉夹层:绝大多数病人主动脉夹层出现时突然感觉刀割样或撕裂样剧烈疼痛,影像学表现有"双腔征"。

(2) 冠心病:虽都有胸骨后疼痛伴左肩放射痛,但影像学表现通常无主动脉瘤样扩张。

## 二、主动脉夹层(图 12-3-4~ 图 12-3-6,见文末彩图)

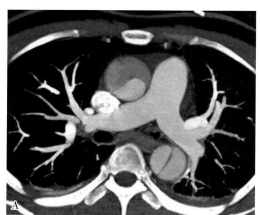
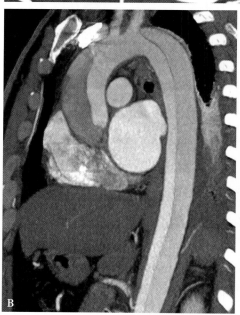
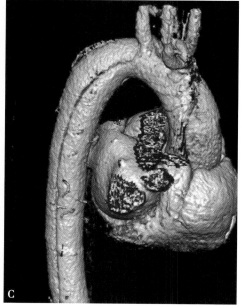

**图 12-3-4 主动脉夹层 DeBakeyⅠ型**

男性,37 岁,突发胸闷伴背部疼痛 8 小时。A. CT 横轴位,示升降主动脉双腔,假腔较大,密度较低,内膜片呈线样低密度,内膜片与假腔管壁呈锐角相交,显示为典型鸟嘴征,鸟嘴征位于假腔,是判断真假腔重要征象,双侧胸腔见少量积液;B. 斜矢状位,示主动脉弓全程,可见夹层累及升、降主动脉全程,真腔密度较假腔密度高,左颈总动脉、左锁骨下动脉起自真腔;C. 三维重建,可见内膜片自主动脉窦至降主动脉呈螺旋状,升主动脉、主动脉弓及降主动脉呈双腔

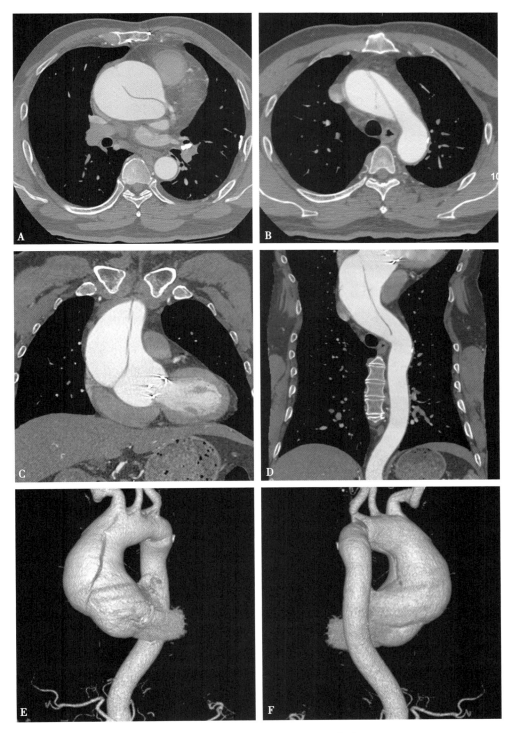

图 12-3-5 主动脉夹层 DeBakeyⅡ型

男性,62 岁,查体心脏彩超发现病变。A、B. CT 平扫,示升主动脉增粗,可见内膜片影及双腔改变;C~F. MPR 及 VR 重建,示主动脉夹层全貌,头臂干、左侧颈总动脉及左侧锁骨下动脉均发自假腔

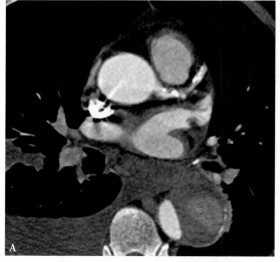

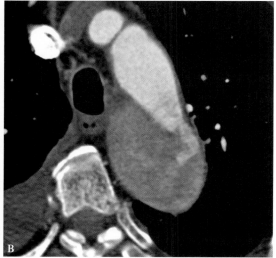

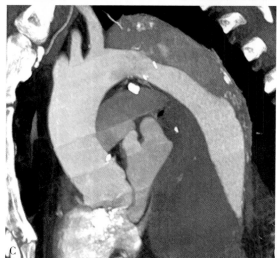

**图 12-3-6 主动脉夹层 DeBakey Ⅲ型**

男性,68 岁,胸背部疼痛 12 天。A. CT 横轴位,示降主动脉管径增粗,可见真(内侧高密度腔)、假双腔形成,假腔内还可见更低密度新月形血栓;B. CT 横轴位,示降主动脉起始部内膜片(真、假腔间低密度线状影),内膜片不完整,局部可见破口,高密度造影剂自破口处由真腔进入假腔;C. 斜矢状位,示主动脉弓全程及主动脉弓上三大分支开口,内膜片可见破口,高密度对比剂自破口处由真腔进入假腔,破口位于左锁骨下动脉以远,降主动脉局部瘤样扩张,内见低密度血栓

　　主动脉夹层是指各种病因导致主动脉内膜破裂或中膜弹力纤维层病变,血液进入内膜下之中膜内,导致中膜撕裂、剥离形成双腔主动脉。临床根据病变累及的范围和破口位置分为三型,即 DeBakey 分型:Ⅰ型,内膜破口位于升主动脉,扩展范围超越主动脉弓,直至腹主动脉,此型最为常见;Ⅱ型,内膜破口位于升主动脉(位置同Ⅰ型),但扩展范围局限于升主动脉或主动脉弓;Ⅲ型,内膜破口位于降主动脉近端(左锁骨下动脉开口以远),并沿主动脉向远端扩展。Daily 和 Miller 提出凡升主动脉受累者为 A 型(包括 DeBakey Ⅰ型和Ⅱ型),又称近端型;凡病变始于降主动脉者为 B 型(相当于 DeBakey Ⅲ型),又称远端型。A 型约占全部病例的 2/3,B 型约占 1/3。

【诊断要点】

　　①发病高峰为 45~70 岁,男女发病率之比为 2~3∶1;高血压、主动脉粥样硬化、妊娠、先天性主动脉瓣二瓣症、先天性主动脉缩窄、马凡综合征及外伤等均可诱发本病,高血压是重要的诱发因素;临床主要表现为急剧发病,剧烈撕裂样、刀割样胸痛和(或)腹痛,血压下降、

休克或由于血肿压迫主动脉分支血管而出现相应脏器缺失症状;②X 线表现:可见上纵隔或主动脉弓影增大,主动脉外形不规则,如见主动脉内膜钙化向内移位较大时则提示夹层分离可能,若移位超过 5mm 则可肯定为本病;③超声表现:可见内膜片及真、假腔,并可见真、假腔交通破口,真腔内血流速度相对较大,假腔内有时可见血栓形成;④CT 表现:主动脉夹层诊断的主要和直接征象是显示真假腔,增强扫描时真假腔强化密度可一致或不一致,内膜片显示为真、假腔间的线样低密度影,内膜破口表现为内膜片连续性的中断;平扫主动脉内膜钙化内移达 5mm 以上,提示本病;假腔内的附壁血栓,急性期表现为高密度,慢性期表现为低密度;主动脉夹层渗漏或破裂,致主动脉周围或胸、腹腔积液;⑤MRI 表现:能直接显示主动脉夹层的真假腔,清楚显示内膜撕裂的位置和剥离的内膜片或血栓,能确定夹层的范围和分型,以及与主动脉分支的关系。

【鉴别诊断】
(1)主动脉瘤:瘤腔局限性扩大,不具有"双腔征"。
(2)心肌梗死:临床症状是心前区疼痛,伴有压榨感、濒死感,通常有冠状动脉病变。

## 三、纵隔气肿(图 12-3-7)

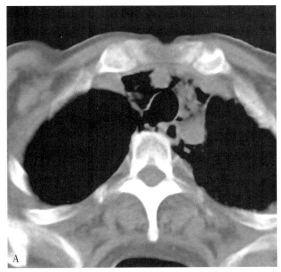
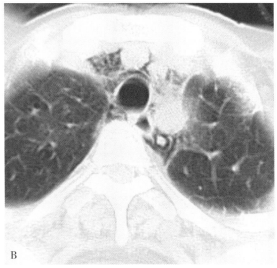

图 12-3-7 纵隔气肿
女性,65 岁,咳嗽、憋喘 3 周。A、B. CT 可见环绕纵隔的气体密度线条状影

【诊断要点】
①多发生在老年人、慢性支气管炎、长期哮喘发作或胸部外伤并发高压性气胸的病人,可有胸闷、气急和烦躁,严重者可有血压下降和休克;②X 线表现:后前位可见狭长的气体阴影,沿纵隔侧上升至颈部软组织,在侧位上如气体充盈较多时,在心脏前与胸骨之间可见明显的透亮带;③CT 表现:显示环绕纵隔内的线条状气体密度影,纵隔胸膜可向肺野方向推移;纵隔内空气常向上沿颈筋膜间隙向胸部皮下扩散,产生皮下气体密度影。

**【鉴别诊断】**

因 X 线检查能够直接显示气体,结合临床较易诊断。

（王锡明　李跃兴）

# 参 考 文 献

1. 金征宇 . 医学影像学 . 第 2 版 . 北京:人民卫生出版社,2010.

2. 白人驹,张雪林 . 医学影像诊断学 . 第 3 版 . 北京:人民卫生出版社,2010.

3. 武乐斌,林祥涛 . 影像诊断学 . 济南:山东大学出版社,2009.

4. 蔡祖龙,高元桂 . 胸部 CT 与 MRI 诊断学 . 北京:人民军医出版社,2005.

5. 郭启勇 . 实用放射学 . 第 3 版 . 北京:人民卫生出版社,2007.

6. McMahon MA,Squirrell CA. Multidetector CT of Aortic Dissection:A PictorialReview. Radiographics,2010,30 (2):445-460.

7. Morgan TA,Steenburg SD,Siegel El,et al. Acute traumatic aortic injuries:posttherapy multidetector CT findings. Radiographics,2010,30(4):851-867.

8. 戴汝平 . 心血管病 CT 诊断学 . 北京:人民卫生出版社,2000.

# 第十三章

# 膈肌病变

膈肌位于胸腹腔之间,上面形成胸腔的底,下面形成腹腔的顶。膈上有三大裂孔即主动脉裂孔、食管裂孔及腔静脉裂孔,另外还有四个膈孔,两个在前称为前下肋胸骨间隙,两个在后称胸腹裂孔,是膈的薄弱环节,是膈疝的好发部位。膈肌主要由膈神经与肋间神经支配。

临床上可以通过透视、两次摄影法、消化道造影、CT 及 MRI 等了解膈肌的活动和正常形态。X 线对膈影异常的检查既方便,又具有很高的诊断价值。尽管 CT 对有些病变诊断有其优势,但对膈影形态、位置、运动的检查有限,缺乏综合能力,所以,实际应用中,应首选 X 线检查,而结合 CT 及其他检查会大大提高 X 线检查的诊断价值。

## 第一节　膈　　疝

### 一、胸腹裂孔疝(图 13-1-1)

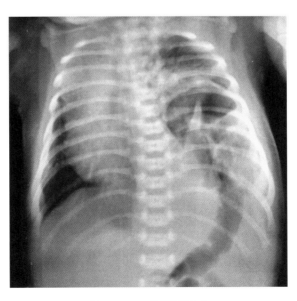

**图 13-1-1　胸腹裂孔疝**

男性,14 天,喘憋、咳嗽 2 天余。X 线片见左侧充气的肠曲在胸腔内呈多个透明区域,可见气液平,心脏和纵隔右移,右肺呈部分不张,腹部充气肠曲减少

【诊断要点】

①多见于婴幼儿,疝囊小者可无任何临床症状,疝囊大者由于心肺受压,可出现严重循环、呼吸障碍,同时可伴有胃肠道功能改变;②X线表现:可见患侧胸部密度增高,心脏纵隔向健侧移位,患侧肺发育不全或因受压而膨胀不全;③CT表现:可显示经膈疝入胸腔的疝内容物,增强检查更易明确疝入胸腔的脏器。

【鉴别诊断】

(1) 先天性肺囊肿:本病多在青、壮年期发病,新生儿期发病者少见,X线片可见明显的"胸内积气"征,患侧膈肌弓形影像完整,消化道造影胸腔内无胃肠道影像。

(2) 膈膨升:此病膈肌显著上升,轮廓清晰,膈肌动度减弱或消失。

(3) 其他:尚需与肺炎所致的肺大疱、脓气胸相鉴别,只要详细询问病史、仔细查体,结合影像学检查一般不难鉴别。

## 二、食管裂孔疝(图 13-1-2,图 13-1-3)

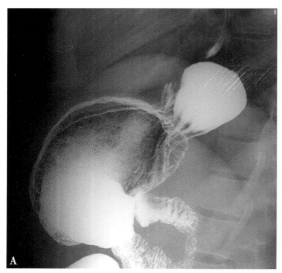
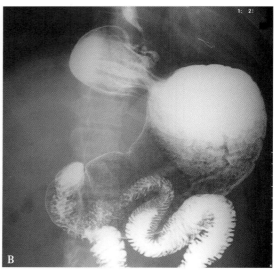

图 13-1-2 食管裂孔疝

男性,26岁,间断性腹痛9个月余。A、B. X线钡餐示膈上出现疝囊,疝囊横径较食管宽,疝囊中出现粗大胃黏膜皱襞

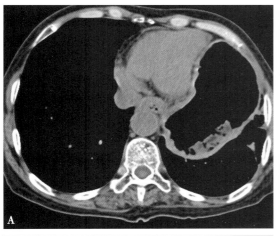
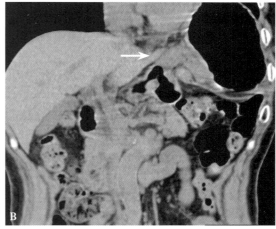
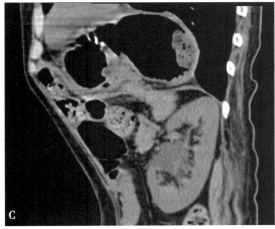

**图 13-1-3　食管裂孔疝**
女性,70 岁,上腹痛 1 个月余。A. CT 横轴位,示胃位于左侧胸腔内;B、C. CT 冠状位及矢状位,示大部分胃通过食管裂孔(白箭)疝入左侧胸腔

【诊断要点】
①多见于中老年,具有腹压增高条件者。临床表现为心窝烧灼感或疼痛,可沿膈神经向背部、颈颌部、耳甚至左肩背部放射;疼痛多发生于餐后 1~2 小时,平卧、下蹲、弯腰等姿势易诱发或睡眠时发作,立起后缓解,服抗酸剂有效。②X 线钡餐检查可见膈上疝囊;膈上可见 Schatzki 环;疝囊中可见粗大的胃粘膜皱襞。

【鉴别诊断】
(1) 冠心病心绞痛:应进行心电图检查,必要时行心肌酶谱及心电负荷试验。
(2) 食管下段癌和贲门癌:两者发病年龄相仿,均可表现为胸骨后疼痛、烧灼感、吞咽困难,可通过 X 线和内镜检查进行鉴别。
(3) 食管下段憩室:憩室与胃之间有一段正常食管相隔,且与食管有一狭颈形成。

# 第二节　膈　膨　升

图 13-2-1 为膈膨升病例。

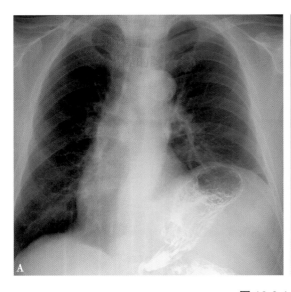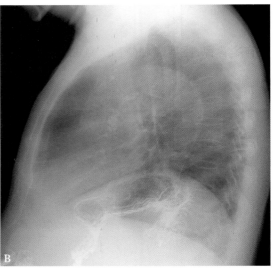

**图 13-2-1 膈膨升**

男性,71 岁,查体发现左侧膈肌升高。A、B. X 线钡餐,可见左侧膈肌明显高于右侧

【诊断要点】

①可发生于任何年龄,而以中老年多见,男女均可发生,但以男性多见,多数病人无自觉症状,但若膈升高达第 3 前肋水平时,可出现呼吸困难、胸痛、上腹部不适等症状;②X 线表现:一侧膈膨升表现为膈位置升高,但其形态大致正常;膈活动减弱或消失,甚至可以出现矛盾运动;心影受压移位,且随呼吸运动出现摆动。

【鉴别诊断】

(1)膈麻痹:由膈神经病变、手术等损伤后引起,膈麻痹时,膈的升高不如膈膨升明显,但膈的矛盾运动幅度较大。

(2)膈疝:膈疝的类型不同,鉴别要点不同,但一般说来,膈疝时膈的高度和整体活动度正常,膈疝多表现为局限性升高,腹腔内容物位于膈水平以上。

(王锡明)

# 参 考 文 献

1. 白人驹,张雪林.医学影像诊断学.第 3 版.北京:人民卫生出版社,2010.
2. 田军.放射诊断要点与难点解析.北京:中国文化出版社,2009.
3. 柏树令.系统解剖学.第 6 版.北京:人民卫生出版社,2004.
4. 汤继泉,王树华,付剑韬,等.膈膨升症的诊断及治疗(附 5 例报告).牡丹江医学院学报,2002,23:3.

# 第十四章

# 胸部外伤及术后改变

## 第一节　胸壁外伤

图 14-1-1 为胸壁外伤病例。

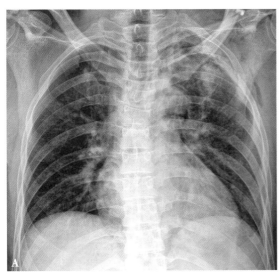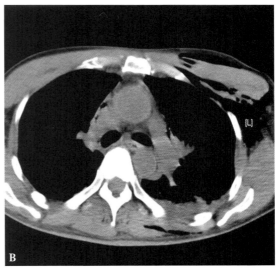

**图 14-1-1　胸壁外伤**

A. 男性,39 岁,车祸致伤半小时。X 线平片,示左上肺野斑片状模糊影,双侧多根肋骨骨皮质中断、错位,左侧胸壁软组织内气体影;B. 女性,46 岁,车祸伤 2 小时。CT 纵隔窗,示左侧胸壁及纵隔内多发气体低密度影,左侧胸腔积液

【诊断要点】

①临床多表现为疼痛、软组织肿胀、肢体功能障碍,可见不同深度的伤口或皮肤擦伤等;②X 线表现:可见肋骨和胸骨骨折以及一些继发征象,如气胸、液气胸、皮下气肿及纵隔气肿等;③CT 还能发现肺、胸膜腔及软组织损伤;④MRI 观察骨折及肺部损伤不如 CT 及 X 线,但对胸壁软组织损伤敏感。

【鉴别诊断】

明确的外伤病史是诊断本病的重要依据,结合病史不难与其他疾病鉴别。

# 第二节 外伤性气胸与液气胸

图 14-2-1~ 图 14-2-3 为外伤性气胸与液气胸病例。

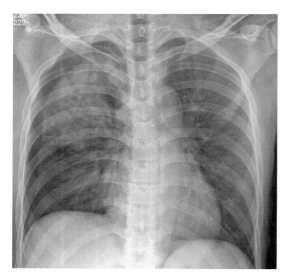

图 14-2-1 外伤性气胸

男性,23 岁,全身多发伤。X 线片示右肺外带可见外凸弧形细线条形的气胸线,线外透亮度增高,无肺纹理,线内为压缩的肺组织,右肺内可见片状模糊影

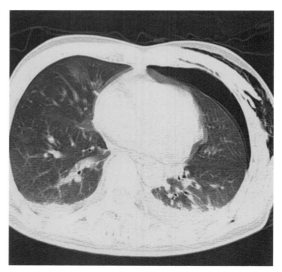

图 14-2-2 外伤性液气胸

女性,36 岁,车祸伤半小时,胸痛,呼吸急促。CT 示左侧胸腔内可见气体影,左肺压缩,双侧胸腔积液及皮下气肿

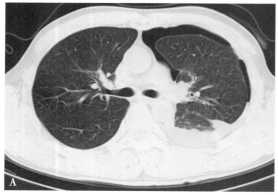

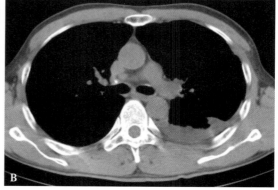

图 14-2-3 外伤性液气胸

男性,42 岁。外伤致左胸痛 2 小时。A、B. CT 示左侧胸腔内可见气体影,左肺下叶压缩,左侧胸腔亦可见液体密度影

【诊断要点】

①常见于各种胸部外伤,包括锐器刺伤及枪弹穿透伤、肋骨骨折端错位刺伤以及临床诊

疗操作过程中的肺损伤(如针灸刺破肺活检、人工气胸等);伴有胸腔积血者,则为液气胸。②轻者可无明显症状,严重者尤其是发生张力性气胸者可因呼吸循环障碍而危及生命。③气胸者 X 线可见外凸弧形的细线条形的气胸线,线外透亮度增高,无肺纹理,线内为压缩的肺组织;大量气胸时,肺受压回缩,呈圆球形阴影,纵隔及心脏向健侧移位;液气胸者可见气 - 液平面。④CT 表现为胸膜腔内出现极低密度的气体影,伴有肺组织不同程度的受压、萎缩改变。

**【鉴别诊断】**

本病应与创伤性膈疝相鉴别,后者膈肌升高,膈上胸腔内可见实质性肿块(如大网膜)或空腔阴影(胃泡或肠袢)等异常影像。

# 第三节　肺　挫　伤

图 14-3-1、图 14-3-2 为肺挫伤病例。

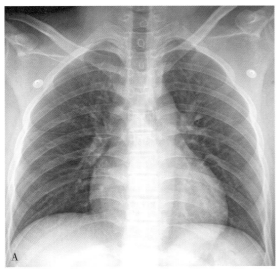

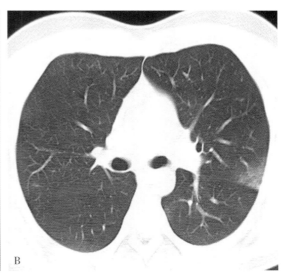

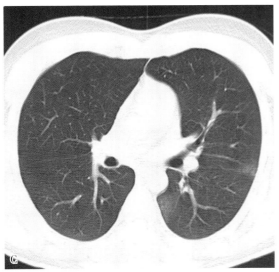

**图 14-3-1　肺挫伤**

男性,16 岁,车祸伤 3 小时伴胸痛。A. X 线平片,未见明显异常;B、C. CT 肺窗,示左肺上叶尖后段及下叶背段多发斑片状磨玻璃影,边缘模糊

**【诊断要点】**

①患者均有明确的外伤史,多为车祸,其次为挤压伤、挫伤、坠落伤及刀伤等;②病变可不按肺段或肺叶分布,而与受伤部位有关;③肺血管纹理增粗紊乱、模糊,伴有小点片状模糊阴影,有的可呈斑片状或大片状影;④病变最早 48 小时以内完全吸收,最晚可达 14 天,一般为 4~5 天;⑤CT 可发现外伤早期肺泡及肺间质毛细血管破裂出血以及肺间质水肿所致的两肺散在分布的磨玻璃影。

**【鉴别诊断】**

(1)肺水肿:主要需与肺泡性水肿鉴别,典型者为沿双侧肺门呈蝶翼状对称分布,一般不累及外带。临床常有中央静脉压升高。

(2)肺感染性疾病:临床多有相关的病史及白细胞增高,短期对症治疗后明显好转。

(3)肺间质性疾病:本类疾病也可出现

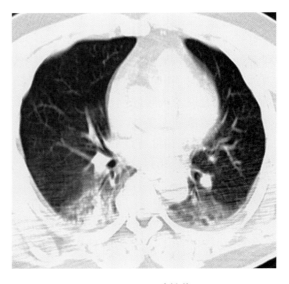

**图 14-3-2 肺挫伤**

男性,30 岁,车祸伤 1 小时伴胸痛。CT 示两下肺片状磨玻璃影伴右下肺实变

磨玻璃影,但常伴有小叶间隔增厚、胸膜下线、网格样变和蜂窝肺等不同程度的间质改变。

# 第四节 肺撕裂伤和肺血肿

图 14-4-1 为肺挫伤病例。

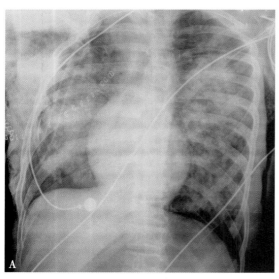 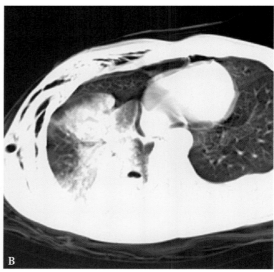

**图 14-4-1 肺挫伤**

男性,30 岁,高空坠落。A. X 线胸片,示两肺片状模糊影;B. CT 肺窗,示右下肺挫伤,内见圆形含气小囊腔,双侧胸腔积液,右侧胸壁气肿

【诊断要点】

①胸部暴力致肺实质撕裂,即为肺撕裂伤,常有肺血管、支气管的破裂。如肺内出血未能通畅地引流至胸膜腔,在肺内积聚则形成肺血肿。②肺撕裂伤在胸部 X 线片上表现为边缘光滑的空洞样团块,内含气 - 液平面,内壁光滑,或边缘模糊的团片状密度增高影,其内夹杂或不夹杂密度减低区。可在伤后 8 天 ~2 个月逐渐吸收,仅残存索条状影。肺血肿是肺撕裂伤的最常见征象,常发生于胸膜下区。常呈边缘较清楚的类圆形或卵圆形高密度团块影,可为单发或多发,但一般不超过 3 个,吸收较慢,多在 30 天左右吸收。③CT 诊断早期肺撕裂较 X 线敏感,可见含气或气液平的小囊腔,并且不按支气管解剖分布,少数情况下呈含气的线状影。肺撕裂中的囊腔多为小空腔,单发者稍多见,多发者可呈“瑞士奶酪”形状。肺内血肿一般为球形,密度均匀。血肿的 CT 值为 50~60HU。增强扫描时血肿不强化。随访可见血肿吸收缩小,密度逐渐减低,有时出现少量气体。

【鉴别诊断】

(1)空洞型肺结核:好发于肺尖或锁骨下区,空洞周围可见卫星灶,纵隔淋巴结肿大,并常伴有钙化。

(2)肺脓肿:多为厚壁空洞,内壁较光整,周围肺实质可见炎性渗出。

(3)肺癌:病灶逐渐增大,空洞多为偏心性,增强后肿瘤强化。

# 第五节　气管和支气管裂伤

图 14-5-1 为右主支气管断裂病例。

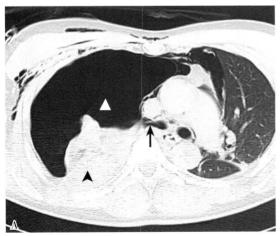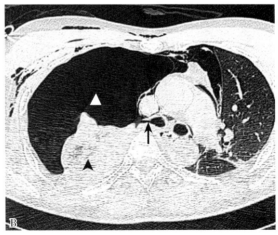

**图 14-5-1　右主支气管断裂**

男性,26 岁,胸部挤压伤后胸闷气急 3 天。A. CT 肺窗,发现右侧胸腔内大量游离气体(△),肺组织受压完全萎陷呈团块状(黑箭头),右主支气管疑有裂口与胸腔相通(黑箭)。前胸壁皮下、纵隔内见积气,左侧胸腔内亦见少量游离气体;B. 薄层 CT,清晰显示右主支气管断裂口(黑箭)

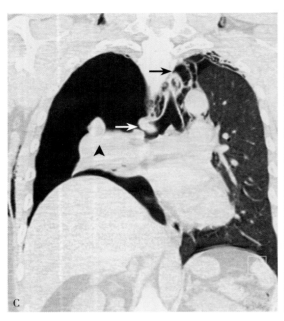 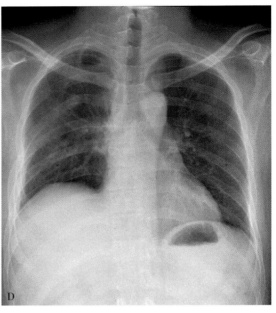

图 14-5-1(续)

C. MPR,清楚显示右主支气管断裂口处(白箭)、萎陷肺组织与右主支气管的关系(黑箭头)以及纵隔气肿(黑箭);D. 上叶切除术后 X 线平片,示中下叶复张,右横膈抬高

【诊断要点】

①病变多见于胸部外伤;②胸腔内大量游离气体,伴或不伴胸腔积液;③胸腔插管闭式引流术后有气体持续逸出;④X 线立位片可显示"肺下垂征";⑤CT 尤其薄层 CT、MPR 可显示气管断裂位置。

【鉴别诊断】

(1) 气胸:大量气胸在胸腔插管闭式引流术后,胸腔积气逐渐缓解;肺萎陷后聚集于肺门旁,无典型"肺下垂征";无气管裂口与胸膜腔联通。

(2) 肺大疱:无明显外伤史,无全肺不张、萎陷及气管裂口表现。

# 第六节 纵隔气肿和血肿

## 一、纵隔气肿(图 14-6-1)

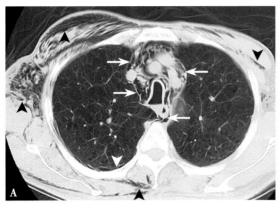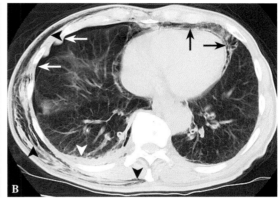

**图 14-6-1 纵隔气肿**

男性,84 岁,胸部外伤 1 天。A、B. CT 肺窗,发现上纵隔内多处气体影,未见明确软组织块影,胸壁软组织内亦见气体影(黑箭头),后胸膜腔内见少量游离气体影(白箭头);心包脂肪垫内及纵隔胸膜与心包之间隙内见气体影(黑箭),右胸膜腔内见游离气体,内侧见肺组织缘(白箭),邻近肺组织挫伤呈磨玻璃样高密度影,胸腔后缘见少量积液(白箭头),胸壁软组织皮下气肿(黑箭头)

【诊断要点】
①明确外伤史;②纵隔内见气体影;③多伴有肋骨骨折、肺挫伤、气胸或液气胸表现。

【鉴别诊断】
(1) 自发性食管破裂:常有剧烈呕吐病史,食管造影可鉴别。
(2) 食管穿孔:食管肿瘤溃破后气体漏至纵隔,一般发病年龄较大,有明确的肿瘤病史。
(3) 纵隔脓肿:感染症状明显,CT 检查纵隔内有软组织密度影,其内见气体影,病灶周围模糊。

## 二、纵隔血肿(图 14-6-2)

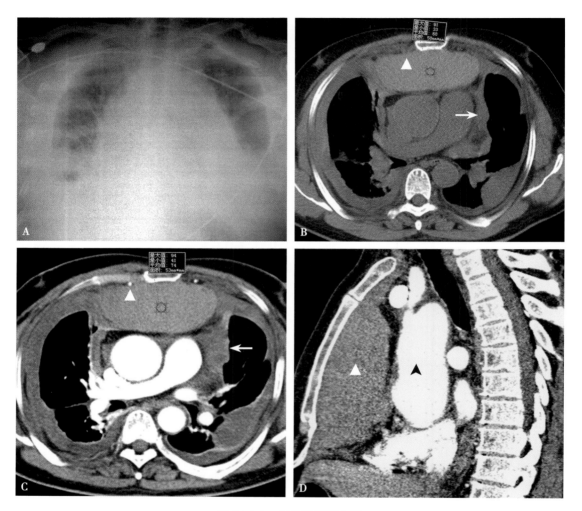

图 14-6-2 创伤性纵隔血肿

男性,64 岁,高处坠落后胸痛、胸闷 2 天。A.胸部卧位平片,示纵隔影明显增宽,肺门及心缘显示不清;B. CT 纵隔窗,示前纵隔内团块状高密度影,边界清晰(△),CT 值约 68HU,心脏、大血管形态正常,病灶与后两者间脂肪间隙清晰,两侧胸膜腔积液(白箭);C. CT 纵隔窗增强扫描,示心脏大血管明显强化,形态完整,而病灶未见明显强化,CT 值约 74HU;D.增强后 MPR,示未强化的包块(△)与明显强化的心脏大血管间(黑箭头)无明显关联

【诊断要点】

①胸部外伤史;②X 线示纵隔增宽;③CT 发现纵隔包块,密度高于肌肉组织;④增强后无强化。

【鉴别诊断】

(1)纵隔肿瘤:无明显外伤史,CT 增强后多有不同程度强化,一般不伴急性发作的血压下降、血色素降低等临床表现。

（2）纵隔包裹性积液：常有纵隔炎症病史，无明确外伤史，病变密度较低，呈水样，合并出血时可增高。不伴循环功能障碍表现。

（3）心脏破裂或大血管动脉瘤：心脏破裂可出现急性心包填塞症状，循环功能障碍明显；动脉瘤纵隔增宽多局限于一侧；超声或 CT 检查可清晰显示其与心脏、大血管间的解剖关系。

# 第七节　胸部常见术后改变

## 一、肺切除术后（图 14-7-1、图 14-7-2）

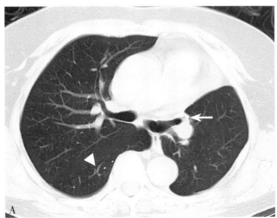
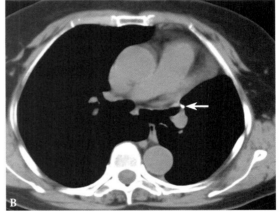

**图 14-7-1　左上肺切除术后**

男性，55 岁，左上肺癌术后。A. CT 肺窗，示左侧肺叶体积明显缩小，纵隔明显左移，上叶支气管中断闭塞（白箭），左肺内未见斜裂影，右肺斜裂显示清晰（△）；B. CT 纵隔窗，示闭塞的上叶支气管远端见金属密度影（白箭），其远侧未见肺组织与之相连

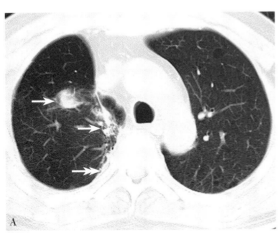
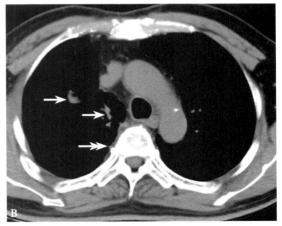

**图 14-7-2　右上肺癌切除术后**

男性，57 岁，右上肺癌术后。A. CT 肺窗，示右侧胸腔容积缩小，肺内见斑片、索条状高密度影（箭），局部与胸膜粘连，伴局限性胸膜增厚（双箭）；B. CT 纵隔窗，示肺内少许软组织密度影（箭），胸膜轻度增厚（双箭）

【诊断要点】

①手术病史;②肺叶体积缩小,未见实变;③叶间裂缺如、纵隔移位;④肺内纤维索条影,或与胸膜粘连,常伴胸膜增厚,一般不伴钙化。

【鉴别诊断】

(1) 肺不张:无手术病史,支气管腔多呈杯口状,且闭塞的支气管远端有实变肺组织。

(2) 肺发育不良:先天性疾病,发病较早。支气管发育不良,其支配肺组织实变,伴囊状透亮区,伴行肺动脉细小,与之鉴别不难。

(3) 肺结核:新老病灶交杂,多伴钙化及卫星灶,邻近胸膜明显增厚、粘连,常有临床病史。

## 二、食管癌切除后(图 14-7-3)

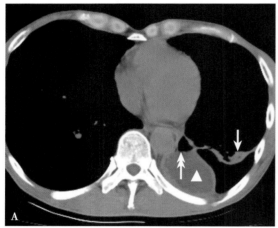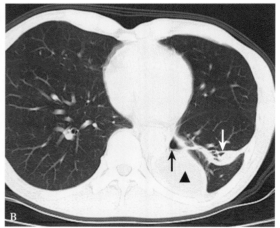

图 14-7-3　食管癌术后

男性,47 岁,食管癌术后半年。A. CT 纵隔窗,可见胸腔胃,表现为脊柱旁囊袋状影(△),囊外壁光整,内壁见锯齿状黏膜影,囊内见气 - 液平面(双箭),左下肺纤维索条影(白箭);B. CT 肺窗,示胸腔胃呈团块状高密度影,边缘光整(▲),其前部见气 - 液平(黑箭),邻近左下肺内见斑片、索条状高密度影,与胸膜粘连(白箭)

【诊断要点】

①手术病史;②后胸腔脊柱旁或后纵隔内见边缘清晰的团块影,内见液体、气体影;③团块影上、下端分别与食管、胃移行,有时可见胃黏膜皱襞。

【鉴别诊断】

(1) 肺脓肿:急性肺脓肿临床感染症状明显,病灶周围肺组织炎性渗出改变明显;慢性脓肿,灶内液化明显,内壁光整,无黏膜纹;病灶与食管、胃腔无关联。

(2) 肺癌:周围型肺癌多呈分叶状,灶内可出现液化坏死,内壁不光整,有壁结节,若无与支气管相通,内部罕有气体。纵隔型肺癌多呈浸润性生长,外周与邻近组织分界不清,食管受侵犯时可出现近端梗阻扩张改变。

(3) 肺隔离症:叶内型为边界清楚的软组织密度影,密度不均,典型者呈蜂窝状改变或多个大小不等的囊样透亮区及低密度影,有的可见气液平面,少数有斑点状钙化,伴发感染时,呈脓肿样改变;叶外型表现为边缘清楚的软组织密度影,多数密度均匀,少数病灶内可见多发小囊状密度影,增强检查病变区呈不规则强化,以囊状结构之间的实质部分强化明显,可见体循环供血血管影。食管、胃腔形态完整,与其无移行关系。

（4）纵隔神经源性肿瘤:与食管无移行关系,胃腔完整,多与椎间孔关系密切,肿瘤内罕有气体影。

（5）主动脉瘤:与主动脉移行,食管完整,或有受压改变,CTA 可明确诊断。

## 第八节　食管 - 气管瘘、纵隔瘘

图 14-8-1 为食管 - 气管瘘、纵隔瘘病例。

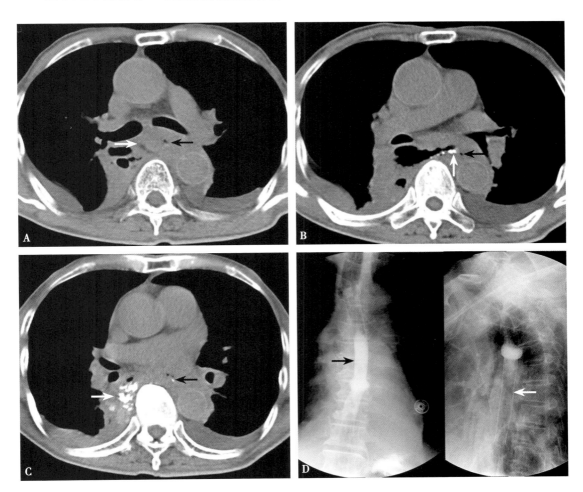

**图 14-8-1　食管 - 气管瘘、纵隔瘘**

男性,72 岁,食管鳞癌放疗病史一年,进食半流质后胸痛、咳嗽一周。A. CT 纵隔窗,示后中纵隔内结构不清晰,食管壁增厚(白箭),管腔狭窄(黑箭),右肺部分实变,两侧胸腔内积液;B. 食管造影后,CT 纵隔窗示纵隔内可见从食管内溢出的造影剂(白箭)和狭窄的食管腔(黑箭);C. 纵隔窗示实变的右下肺内可见从食管内溢出的造影剂(白箭),纵隔内亦见少量造影剂(黑箭);D. 食管钡餐造影示食管支架术后瘘口被阻塞,造影剂未溢出(黑、白箭)

**【诊断要点】**

①肿瘤病史;②进食后胸痛、咳嗽;③CT 平扫发现纵隔内气体影,造影后发现纵隔内、气管 - 支气管内有造影剂溢出。

**【鉴别诊断】**

(1) 食管炎:食管无占位表现,CT 示管壁周围结构清晰,食管造影可鉴别。

(2) 纵隔气肿:外伤性纵隔气肿,病史明确,积气范围广,呈弥漫性,多伴气胸、皮下气肿,食管形态完整。

(3) 纵隔脓肿:常有发热、胸痛等明显炎症表现,无明确肿瘤史,若肿瘤穿孔后合并纵隔脓肿则鉴别困难,需病理活检。

(陈 杰 张庆华 胡春洪)

# 参 考 文 献

1. 张光辉,刘旭林,唐小锋,等.肺撕裂伤的影像诊断.中华放射学杂志,2007,41(1):37-39.

2. Kaewlai R,Avery LL,Asrani A,et al. Multidetector CT of blunt thoracic trauma. RadioGraphics,2008,28(6):1555-1570.

3. 龚瑞,尹姬,郑西卫,等.外伤性支气管断裂的影像诊断.临床放射学杂志,2003,22(8):674-676.

# 第二篇

# 循环系统

循环系统结构复杂,熟悉和掌握心脏大血管解剖结构和生理是影像读片的关键。心脏大血管的影像检查方法有X线摄影、CT、MRI、超声、核医学、心血管造影等。X线摄片:主要通过观察心脏大血管的外形、轮廓等,初步观察心脏形态,估计各房室大小,评价肺血多少,并间接反映心功能情况。多排螺旋CT可显示心脏大血管的轮廓及与周围组织器官的毗邻关系。对比增强及心电门控的应用明显提高了其对心脏及血管病变的准确性。MRI对于心脏大血管的解剖结构显示清晰,可评估心功能、心肌灌注、心肌活性等情况。

# 第 十 五 章

# 心脏大血管正常影像表现

## 第一节 心脏大血管正常影像表现

### 一、心脏大血管解剖

心脏位于胸腔的中纵隔内,心脏前方对胸骨体和第2~6肋软骨,后方对第5~8胸椎,心脏的两侧与纵隔胸膜、胸膜腔和肺相邻,后方邻近食管、迷走神经和胸主动脉等;下方贴膈;上方与出入心的大血管(主动脉、肺动脉和上腔静脉等)相连。心脏表面裹以心包。心脏的内部结构主要由房室腔构成,分为右心房、右心室、左心房、左心室四个腔(图15-1-1、图15-1-2)。

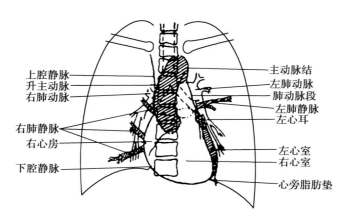

左侧标注(从上到下):上腔静脉、升主动脉、右肺动脉、右肺静脉、右心房、下腔静脉

右侧标注(从上到下):主动脉结、左肺动脉、肺动脉段、左肺静脉、左心耳、左心室、右心室、心旁脂肪垫

图 15-1-1 心脏的位置(前面观)

心脏周围的主要动脉分为主动脉(体循环)和肺动脉(肺循环)。主动脉包括:升主动脉、主动脉弓及降主动脉,降主动脉以膈肌裂孔为界,又分为胸主动脉和腹主动脉;肺动脉包括:肺动脉干、左肺动脉和右肺动脉(图15-1-3)。

心脏周围的主要静脉为上腔静脉、头臂静脉(体循环)及肺静脉(肺循环):左右头臂静脉汇成上腔静脉,垂直下降注入右心房;肺静脉左右各有一对,分别称为左上、左下肺静脉和右上、右下肺静脉,汇入左心房(图15-1-3)。

营养心脏的动脉为左、右冠状动脉。左冠状动脉分为前降支、回旋支;右冠状动脉分为后降支和左室后支(图15-1-4)。

140

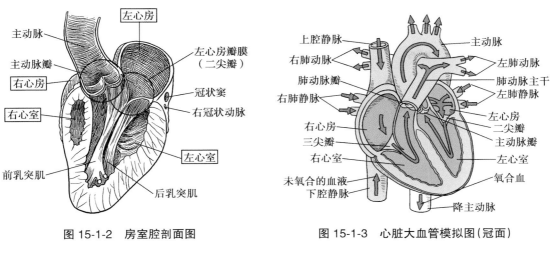

图 15-1-2　房室腔剖面图

图 15-1-3　心脏大血管模拟图（冠面）

左主干（LM）
回旋支（LCX）
右主干（RCA）
左前降支（LAD）
对角支（D）
后降支（PDA）

A 前面观

右主干（RCA）
左主干（LM）
回旋支（LCX）
后降支（PDA）

B 后面观

图 15-1-4　心脏冠状动脉模拟图

## 二、心脏正常 X 线表现

心脏常规 X 线摄影体位包括：后前位、右前斜位、左前斜位，亦可拍摄左侧位。右前斜位常规需配合吞服钡剂时拍摄。心脏 X 线摄影可显示各房室及大血管的形态，亦可观察肺循环的改变（图 15-1-1，图 15-1-5～图 15-1-8）。

心脏在后前位片上，根据不同人体的体型等因素，可分为横位心、斜位心和垂位心（图 15-1-9）。

心脏大小的估测：常用的方法为测量心胸比率，即充分吸气后摄片，计算心脏最大横径与胸廓最大横径之比，正常成年人心胸比率≤0.5（图 15-1-10）。

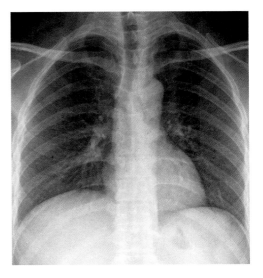

图 15-1-5　正常心影（后前位）

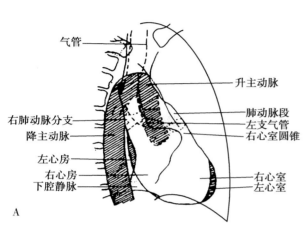
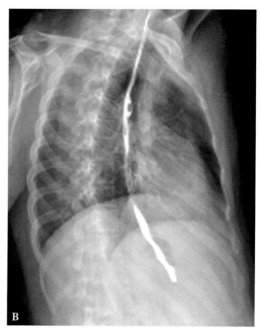

气管

升主动脉

右肺动脉分支

降主动脉

左心房

右心房

下腔静脉

肺动脉段

左支气管

右心室圆锥

右心室

左心室

A

B

图 15-1-6 正常心影（右前斜位）

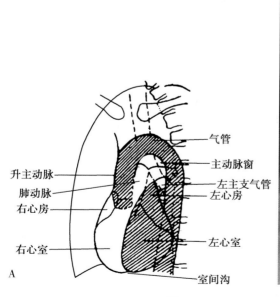
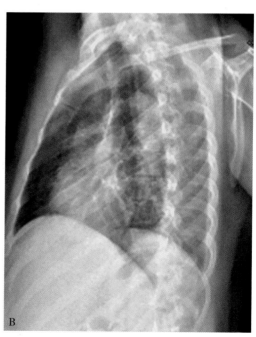

气管

升主动脉

肺动脉

右心房

右心室

主动脉窗

左主支气管

左心房

左心室

室间沟

A

B

图 15-1-7 正常心影（左前斜位）

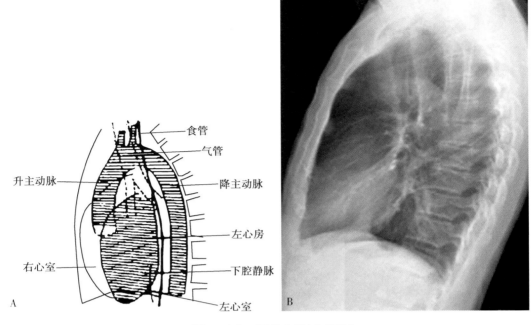

图 15-1-8 正常心影（左侧位）

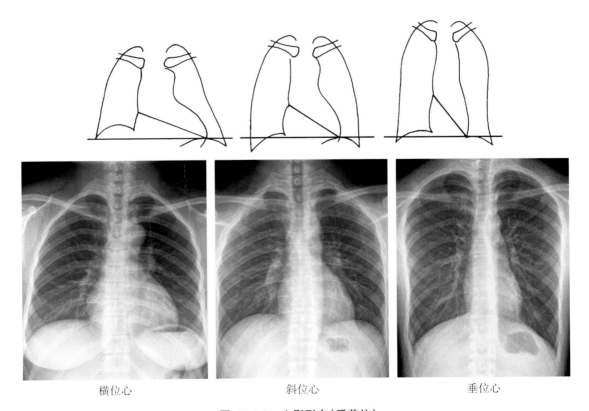

图 15-1-9 心影形态（后前位）

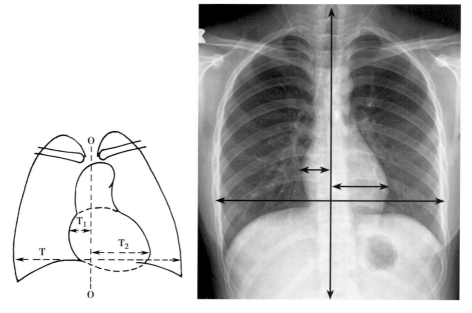

图 15-1-10　心胸比率测量示意图

## 三、心脏正常 CT 表现

心脏大血管的 CT 检查需行增强扫描或 CTA。正常心脏大血管 CT 扫描具有代表性的层面为：主动脉弓层面、主 - 肺动脉窗层面、左心房层面、"四腔心"层面；扫描层面自上而下依次为：主动脉弓上、主动脉弓、主动脉弓下、肺动脉、主动脉根部上、主动脉根部下、左心室流出道、左心室体部（图 15-1-11）。

冠状动脉 CTA：多排螺旋 CT 利用对比剂和心电门控可行冠状动脉扫描，所得图像可经

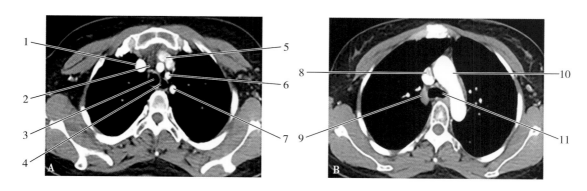

图 15-1-11　心脏大血管横断面增强扫描

1. 右头臂静脉；2. 气管前间隙；3. 气管；4. 食管；5. 左头臂静脉；6. 左颈总动脉；7. 左锁骨下动脉 8. 上腔静脉；9. 奇静脉弓；10. 主动脉弓；11. 气管分叉；12. 右主支气管；13. 升主动脉；14. 左肺动脉；15. 降主动脉；16. 右肺动脉；17. 肺动脉干；18. 左主支气管；19. 右心室；20. 右心房耳部；21. 右下肺静脉；22. 左心流出道；23. 二尖瓣；24. 左下肺静脉；25. 室间隔；26. 右心房；27. 胸导管；28. 左心室

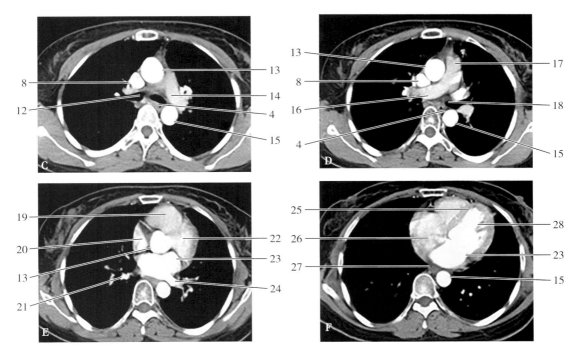

图 15-1-11(续)

容积再现(VR)、最大密度投影(MIP)、曲面重建(CPR)等后处理方式显示左、右冠状动脉及分支的走行(图 15-1-12,图 15-1-13,见文末彩图)。

## 四、心脏正常 MR 表现

MRI 为三维成像,可获得任意平面的心脏大血管图像,能清楚显示心脏的解剖结构、瓣

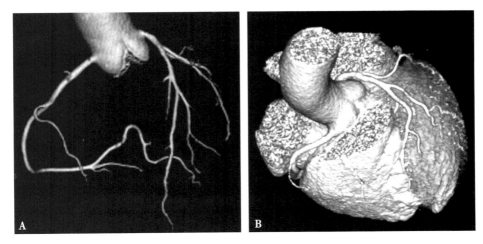

图 15-1-12　冠状动脉 CTA

A、B. 冠脉 VR 图像

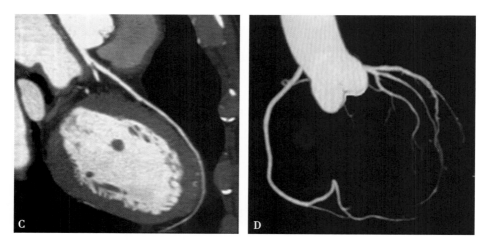

图 15-1-12（续）
C. 冠脉 CPR 图像；D. 冠脉 MIP 图像

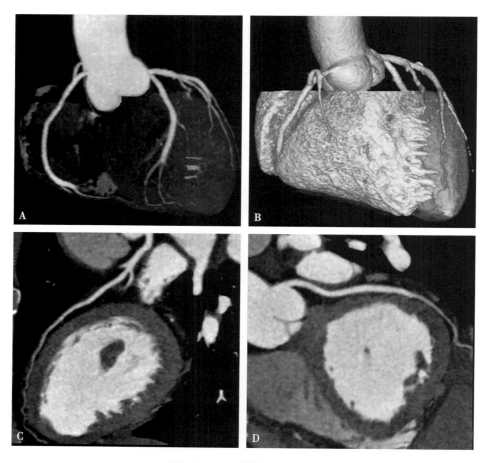

图 15-1-13 冠状动脉 CTA
A. 冠脉 MIP 图；B. 冠脉 VR 图像；C~F. 冠脉 CPR 图像，分别为左冠状动脉前降支、左冠状
动脉回旋支、右冠状动脉、左冠状动脉第一对角支

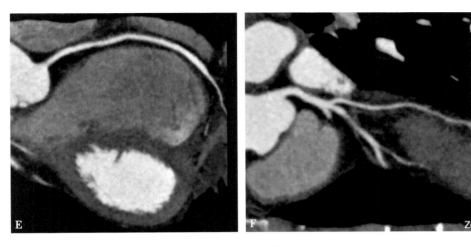

图 15-1-13（续）

膜情况、房室大小、心肌厚度等，在实时动态成像方面具有较大优势，能评价血流量、血流速度和方向，还可评估心脏功能、血流灌注及心肌活性（图 15-1-14）。与 CT、心血管造影等相比，MR 检查无射线、无需对比剂，但 MR 检查成像速度较慢，对装有心脏起搏器者需谨慎，对部分人工关节等金属植入物检查受限。

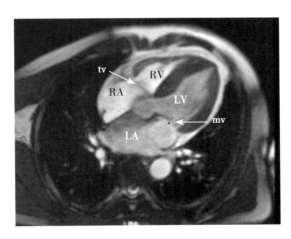

图 15-1-14　四腔心 T₂WI
LV:左心室;LA 左心房;RV 右心室;RA 右心房;mv 二尖瓣;tv 三尖瓣

### 五、冠状动脉造影的正常影像表现

该检查为有创性，可实时动态观察冠脉结构，为冠状动脉病变诊断的金标准。由于冠状动脉 CTA 为无创性检查且已较为成熟，冠状动脉造影现多用于介入治疗或疑难病例确诊，目前较少用于冠脉病变的筛查（图 15-1-15）。

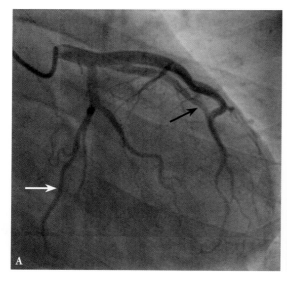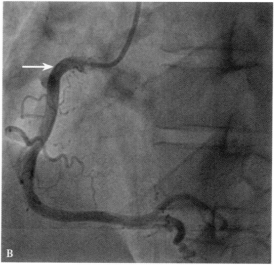

图 15-1-15　冠状动脉造影

A. 左冠前降支(白箭)、回旋支(黑箭);B. 右冠状动脉(白箭)

# 第二节　读片方法及分析诊断思路

熟悉和掌握心脏解剖与生理是学习心血管影像学的关键。心血管疾病的诊断常需应用多种影像学检查。

## 一、大体原则

X 线平片:主要通过观察心脏大血管的外形、轮廓等,初步观察心脏形态,估计各房室大小,评价肺血多少,并间接反映心功能情况。

CT 读片应注意以下八个层面:胸骨切迹层、主动脉弓上层、主动脉弓层面、气管分叉层、肺动脉干层、左心房层面、四腔心层面、心室层面,熟悉掌握每层面对应的解剖结构及上下连续层面,对于疾病的分析诊断具有重要意义;在冠脉 CTA 的读片及诊断思路上,要求熟悉冠脉的结构及走行、常见的冠脉变异情况。

MRI 可清晰显示心脏及大血管的解剖结构、形态学的改变,并可评估心功能、心肌灌注、心肌活性等情况。初学者应对于 MRI 的成像原理有所了解,熟悉 MRI 不同的成像序列及体位下信号及解剖结构的变化。

## 二、全面仔细阅读影像图片

### (一) 全面观察

在分析心脏及大血管时,要观察整体心脏大血管的形态、注意观察每一层图像的所有结构及影像细节。

### (二) 对比观察

位置对比(左右对比、上下对比),有利于发现病变;增强前后对比,有利于确定病变的位置、范围、邻近结构受累情况；不同检查方法及检查体位对比；两次检查前后对比；特定患者与普通正常人对比等。

### （三）重点观察

发现病变后，要重点观察病变形态、边缘、位置、分布、密度或信号改变，邻近结构改变、器官功能变化等。

## 三、密切结合临床

在全面观察影像表现后，需紧密结合临床资料，包括病人的年龄、性别、职业史和接触史、生长和居住地、家族史以及病人的症状、体征和实验室检查结果等。

（唐　栋　凌小莉　吴强乐）

# 参 考 文 献

1. 杨有优，范淼. 先天性心脏病 CT 诊断学. 广州：中山大学出版社，2013.
2. 刘国荣，李月春. 炫速双源 CT 心脑血管病诊断. 北京：人民卫生出版社，2013.
3. 杨有优，王思云，周旭辉，等. 64 层螺旋 CT 诊断复杂先天性心脏病及与超声心动图和手术对照. 临床放射学杂志，2007，26（10）：1029-1032.
4. 祁晓欧，曹程，戴汝平，等. 电子束 CT 诊断主动脉 - 肺动脉间隔缺损的价值. 中华放射学杂志，2006，40（7）：726-728.
5. 黄美萍，梁长虹，曾辉，等. 多层螺旋 CT 在小儿复杂先天性心脏病诊断中的应用. 中华放射学杂志，2004，38（7）：726-731.
6. Tsai I C, Goo HW. Cardiac CT and MRI for congenital heart disease in Asian countries：recent trends in publication based on a scientific database. Int J Cardiovasc Imaging，2013，29 Suppl 1（1）：1.
7. Watts JR Jr, Sonavane SK, Singh SP, et al. Pictorial review of multidetector CT imaging of the preoperative evaluation of congenital heart disease. Curr Probl Diagn Radiol，2013，42（2）：40-56.
8. Grabitz RG, Kaemmerer H, Mohr FW. Adult patients with congenital heart disease. Internist，2013，54（1）：20-27.
9. Ou P, Celermajer DS, Calcagni G, et al. Three-dimensional CT scanning：a new diagnostic modality in congenital heart disease. Heart，2007，93（8）：908-913.
10. Ferguson EC, Krishnamurthy R, Oldham SA. Classic imaging signs of congenital cardiovascular abnormalities. Radiographics，2007，27（5）：1323-1334.
11. Glikeson RC, Ciancibello L, Zahka K. Pictorial essay. Multidetector CT evaluation of congenital heart disease in pediatric and adult patients. Am J Roentgenol，2003，180（4）：973-980.
12. Greenberg SB, Faerber EN, Balsara RK. Tetralogy of Fallot：diagnostic imaging after palliative and corrective sugery. J Thorac Imaging，1995，10（1）：26-35.
13. Apitiz C, Webb GD, Redington AN. Tetralogy of Fallot. Lancet，2009，374（9699）：1462-1471.
14. Aboulhosn J, Child JS. Management after childhood repair of tetralogy of fallot. Curr Treat Options Cardiovasc Med，2006，8（6）：474-483.

# 第十六章

# 先天性心脏、大血管位置和连接异常

## 第一节 镜面右位心

图 16-1-1 为镜面右位心病例。

【诊断要点】

①心脏大部分位于脊柱中线的右侧,心尖指向右前方。②主动脉弓及降主动脉位于脊柱右侧。③从正面看完全是正常心脏的镜像。④右位心合并部分或全部内脏反位,可表现为左右肺门形态与正常相反,胃泡影位于右侧膈下,肝影位于左侧膈下,左膈面高于右侧(图 16-1-1)。

【鉴别诊断】

(1)右旋性右位心:心影大部在右侧胸腔或胸中部,心尖指向右或前,胃泡位置不变,主动脉弓及降主动脉位于脊柱左侧,房室左右关系不变。

(2)孤立性左位心:心影大部位于左胸,心尖指向左,胃泡位于右侧膈下,主动脉弓及降主动脉位于脊柱左侧(Ⅰ型)或右侧(Ⅱ型),房室左右关系不变(Ⅰ型)或转位(Ⅱ型)。

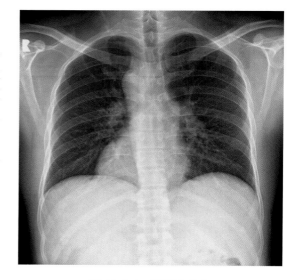

图 16-1-1 镜面右位心

主动脉弓反位,肺门形态相反,胃泡影位于右膈下,左膈面略抬高

(3)混合性心脏转位:包括心房转位和心室转位。左右心房转位时,左右心室关系不变;心室转位时,左右心房关系不变。

## 第二节 左旋心和右旋心

图 16-2-1 和图 16-2-2 分别为右旋心和左旋心病例。

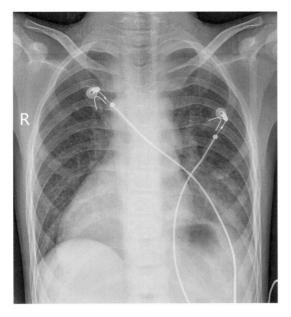

图 16-2-1　右旋心

心影大部分居于右侧胸腔内,但主动脉弓和降主动脉影仍位于脊柱左侧,胃泡影位于左侧膈下

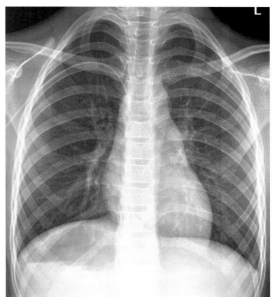

图 16-2-2　左旋心

心脏的大部仍留在左侧胸腔内,心尖指向左侧,主动脉弓偏小,肺动脉段膨隆,胃泡位于右侧,内脏反位

【诊断要点】

1. 右旋心　①完全性右旋心的表现可以和镜面右位心相似,但主动脉弓和降主动脉影仍位于脊柱左侧,胃泡影位于左膈下。②不完全性右旋心,心影大部分居于右侧胸腔内或胸腔中部,心尖指向前方,略偏右,较圆钝而不明确。③肺动脉段向内移位,隐匿于主动脉阴影内,以致在左心缘缺乏肺动脉段。④右旋心多伴有心脏大血管畸形,如纠正型大血管转位、肺动脉狭窄或闭锁、心内间隔缺损、四联症、肺静脉回流异常和三尖瓣异常等。

2. 左旋心　①内脏有左右易位,心脏的大部仍留在左侧胸腔内,心尖指向左侧。②分为两种类型:Ⅰ型表现为各心腔位置排列正常,主动脉弓及降主动脉位于脊柱左侧;Ⅱ型表现为心腔位置转位,左房、左室翻转至右侧,右房、右室转至左侧。③左旋心常可伴有心脏大血管畸形:如肺静脉和体静脉回流异常、心内间隔缺损、肺动脉狭窄或闭锁、大血管转位等。

【鉴别诊断】

(1) 镜面右位心:心影大部位于右侧胸腔,心尖指向右侧,胃泡位于右膈下,主动脉弓及降主动脉位于脊柱右侧,心房及心室左右易位。

(2) 混合性心脏转位:包括心房转位和心室转位。左右心房转位时,左右心室关系不变;心室转位时,左右心房关系不变。

# 第三节　右位主动脉弓

图 16-3-1 示右位主动脉弓。

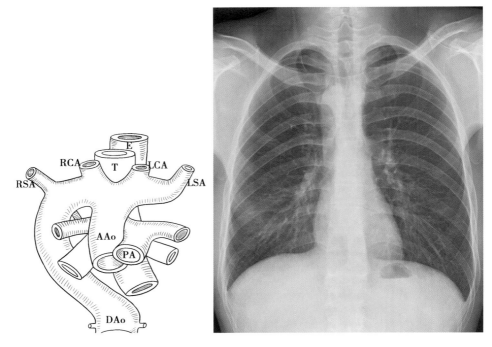

图 16-3-1　右位主动脉弓

【诊断要点】

①右位主动脉弓是主动脉弓的先天发育异常,按降主动脉位置分成两型,降主动脉在脊柱右侧者为Ⅰ型;在左侧者为Ⅱ型;②影像表现主要为主动脉结见于右上纵隔,位置较高,左侧无主动脉结;③气管可向前弧行移位,气管后缘与胸椎前缘距离增大。

【鉴别诊断】

(1) 主要与纵隔增宽的疾病相鉴别:右支气管淋巴结结核、纵隔肿瘤、升主动脉瘤、食管平滑肌瘤,双主动脉弓、结核性脊椎旁脓肿、贲门痉挛引起的食管扩张。

(2) X线透视下可观察主动脉弓及降主动脉的位置及有无搏动,主动脉窗的大小,食管主动脉弓的压迹形态及位置,气管、食管移位部位及方向。

(3) 主动脉 CTA 可对大血管结构及其他病变进行有效的鉴别。

# 第四节　肺静脉异位引流

肺静脉异位引流病例见图 16-4-1(文末彩图)。

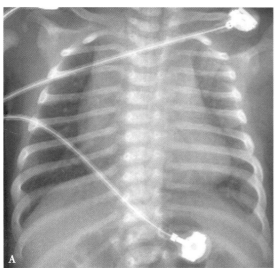 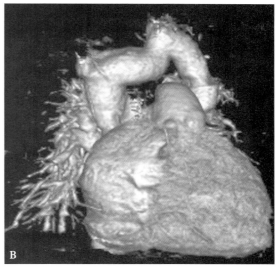

图 16-4-1　肺静脉异位引流

A. X 平片, 示两侧肺血增多, 肺门"舞蹈征"; B. CT 三维重建, 可见肺静脉与上腔静脉建立通道

【诊断要点】

根据异位引流静脉的多少可分为完全性异位引流和不完全性异位引流。具体表现为: ①心肺呈左往右分流的改变; ②完全性肺静脉回流异常, 常见的 X 线特征性表现为"8"字或雪人样的心脏外形; ③部分性肺静脉回流异常 X 线征象与房间隔缺损相仿, 然而肺门舞蹈较显著; ④CT 图像可见肺静脉与腔静脉 - 右心系统建立通道; ⑤合并肺动脉高压时, 常有肺动脉增宽, 右心房室增大等情况。

【鉴别诊断】

主要与单纯性卵圆孔未闭及房间隔缺损相鉴别。

（1）完全性或不完全性肺静脉异位引流常伴有卵圆孔未闭或其他型房间隔缺损, 普通 X 线有时因影像学表现类似, 鉴别尚有困难。

（2）CT 可逐层逐支分析每支肺静脉的引流关系, 并获得清晰的肺静脉解剖、判断有无肺静脉狭窄等, 对于发现肺静脉异位引流合并房缺或卵圆孔未闭具有较大的诊断价值。

# 第五节　左上腔静脉

图 16-5-1、图 16-5-2 为左上腔静脉病例。

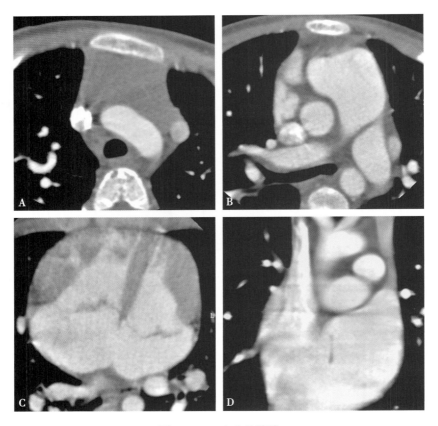

**图 16-5-1　左上腔静脉**

女性,4 岁,双上腔静脉。A、B. 大血管 CT 增强扫描,示左侧上腔静脉沿着大血管左侧下行,
汇入左心房;正常右侧上腔静脉存在;C. 大血管 CT 增强扫描,显示房间隔缺损;D. 冠状位
MPR 成像显示左侧上腔静脉汇入左心房(中山大学第一医院杨有优教授提供)

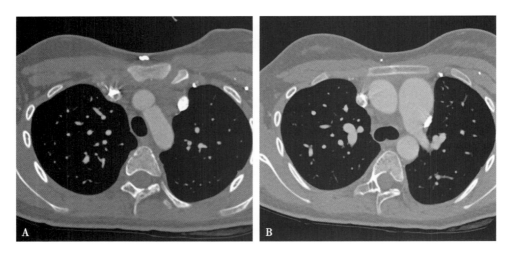

**图 16-5-2　左上腔静脉**

女性,13 岁,房间隔缺损。A~F. CT 平扫、冠状位 MPR 及 MIP 成像示双上腔静脉,左侧上腔静脉沿
肺动脉和心脏左缘下行,经冠状窦汇入右心房。两侧内乳静脉扩张,双侧上腔静脉间可见侧支交通

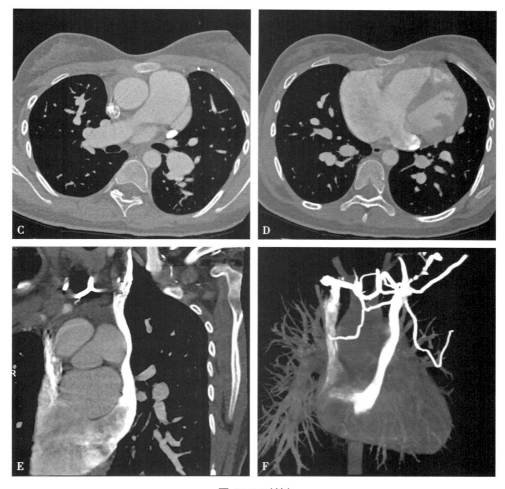

图 16-5-2（续）

**【诊断要点】**

左上腔静脉又称永存左上腔静脉,为永存左侧总主静脉经纵隔左侧下行,多数经冠状动静脉窦回流至右心房。可伴正常右上腔静脉,少数情况下右上腔静脉缺如。约 90% 的腔静脉移位引流为永存左上腔静脉。①永存左上腔静脉起自左颈内静脉及锁骨下静脉交界处;②呈管状于主动脉弓左前外方沿左上纵隔外下行;③多数于左心房后方经冠状静脉窦汇入右心房,少数汇入左心房;④左上腔静脉可分为以下四型:A. 双上腔静脉,右上腔静脉正常,左上腔静脉经冠状窦回流至右心房;B. 双上腔静脉,左上腔静脉回流到左心房;C. 右上腔静脉缺如,左上腔静脉经冠状窦回流至右心房;D. 右上腔静脉缺如,左上腔静脉回流到左心房。

**【鉴别诊断】**

（1）左上肺部分肺静脉异常连接,异常血管来源于肺,常经右无名静脉汇入右上腔静脉。逐层分析其肺内来源不难与左上腔静脉鉴别。

（2）纵隔淋巴结:孤立存在,在多个层面无连续性,且增强后密度低于血管。

（唐　栋　凌小莉）

# 第十七章

# 先天性心脏病

## 第一节 房间隔缺损

图 17-1-1、图 17-1-2 为房间隔缺损病例。

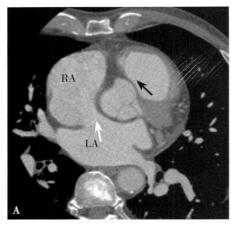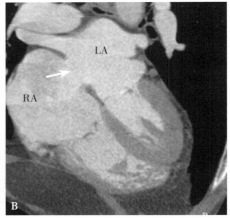

**图 17-1-1 房间隔缺损**

男性,63 岁,反复胸闷 10 年。A. CT 横断面,示房间隔缺损(白箭);B. MPR 重建,示房间隔缺损(白箭)

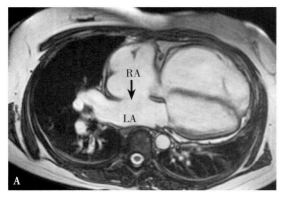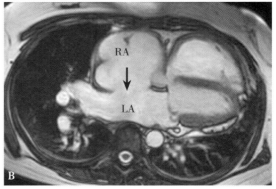

**图 17-1-2 房间隔缺损**

男性,50 岁,胸闷、活动后气促 8 余年。A、B. MR 显示房间隔缺损(箭)

【诊断要点】

①症状:儿童常无明显症状,发现杂音后就诊;成人可有心悸、气促、乏力、活动受限,频发呼吸道感染。②体征:胸骨左缘第 2 肋间可闻及收缩期喷射样杂音,肺动脉第二音亢进,固定分裂。③心电图:常见的继发孔型房间隔缺损(atrial septal defect,ASD)常呈不完全性右束支传导阻滞,右心房、右心室增大。④ X 线表现:心脏外形呈"二尖瓣"型,肺动脉段膨隆,主动脉结常缩小,肺血增多,透视下可见"肺门舞蹈"。⑤ MR 和 CT 表现:直接征象是房间隔连续性中断,增强后缺损区可见造影剂流通;间接征象示右心房、右心室增大,肺动脉高压表现。

# 第二节 室间隔缺损

图 17-2-1、图 17-2-2 为室间隔缺损病例。

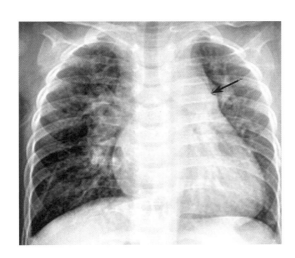

图 17-2-1 室间隔缺损

男性,1 岁,发现心脏杂音 4 个月。X 线平片,示心影增大,心尖圆钝,肺动脉段膨隆(箭)。两肺纹理增多、增粗、模糊

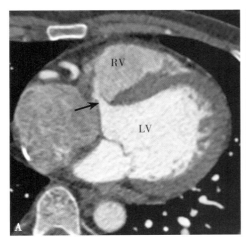
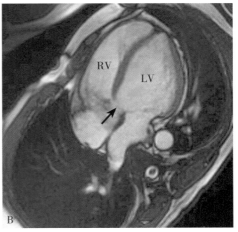

图 17-2-2 室间隔缺损

男性,10 岁,发现心脏杂音 9 年。A、B. 心脏 CTA 及心脏 MR 示室间隔缺损(箭)

【诊断要点】

①症状:小缺损(小于0.5cm)无明显临床症状。大缺损,产生大量的左向右分流,可有明显心悸、气喘、活动受限,易发生呼吸道感染等,严重者发生心力衰竭,活动后可发绀。②体征:胸骨左缘第3~4肋间听诊可闻及响亮粗糙的全收缩期杂音,有肺动脉高压时肺动脉第2音亢进。③X线表现:心脏呈"二尖瓣"型,左右心室增大,以右室增大为主,肺动脉段凸起。④MR和CT直接征象轴位及多体位重建可见室间隔中断征象;间接征象左右心室增大,肺动脉高压(主肺动脉、肺动脉左右支增粗、扭曲,肺纹理增粗)。

# 第三节 动脉导管未闭

图17-3-1、图17-3-2为动脉导管未闭病例。

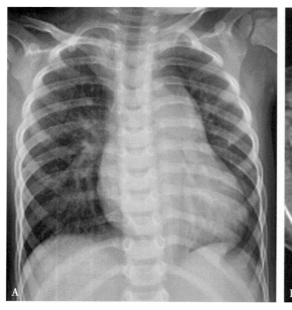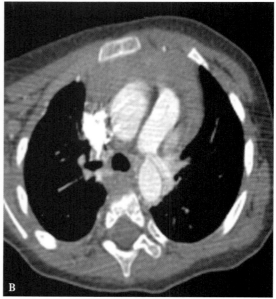

图 17-3-1 动脉导管未闭

A. 男性,3岁,胸部正位X片示两侧肺血增多,肺门影增浓,肺动脉段凸出,心影增大,心尖部向左下延伸;B. 女性,2岁,CT增强横轴位显示经主动脉上段局部纤细管状影与左肺动脉起始段相通(管型)

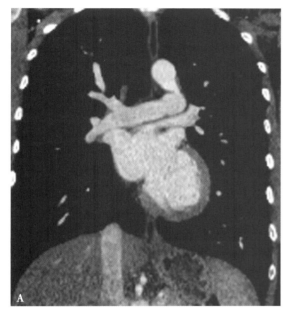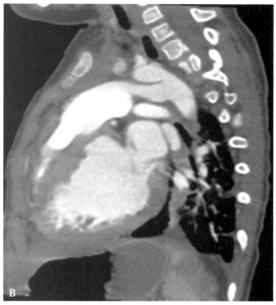

图 17-3-2　动脉导管未闭

A. 男性,16 岁,CT 增强冠状位示降主动脉起始段与肺动脉主干"漏斗状"相连,肺动脉主干膨隆,左室增大(漏斗型);B. 男性,6 岁,CT 增强矢状位显示降主动脉与左肺动脉起始端局部膨大相通,肺动脉主干明显扩张,左室增大(窗型)

## 【诊断要点】

①临床表现:轻者可无明显症状;症状明显者可表现为乏力、劳累后心悸、平素易感冒、活动能力降低;典型的体征为胸骨左缘第二肋间可闻及连续性机器样杂音,可伴有震颤。②X 线:胸片上可见肺血增多,左室及左房增大,肺动脉段凸出,主动脉结偏宽,两者之间存在凹陷。③ CT 直接征象为主动脉弓下层面可见降主动脉近端与主肺动脉分叉部之间的异常血管影或交通;间接征象为当动脉导管未闭(PDA)较小时可无异常;当 PDA 较大时可有左心负荷增加,肺动脉高压的表现:左心室增大,肺动脉增宽。④ MR 直接征象为黑血序列横轴位及左斜矢状位,可显示未闭合的导管;亮血序列更为敏感;间接征象主要为左心负荷增加,肺动脉高压的表现。

## 【鉴别诊断】

根据典型杂音、X 线及超声心动图表现,大部分可以做出正确诊断,CT 及 MR 图像有助于显示未闭导管及测量范围。临床上诊断本病需与主动脉瓣关闭不全合并室间隔缺损、主动脉窦瘤等引起的连续性杂音相鉴别。

# 第四节　法洛四联症

图 17-4-1、图 17-4-2(文末彩图)为法洛四联症病例。

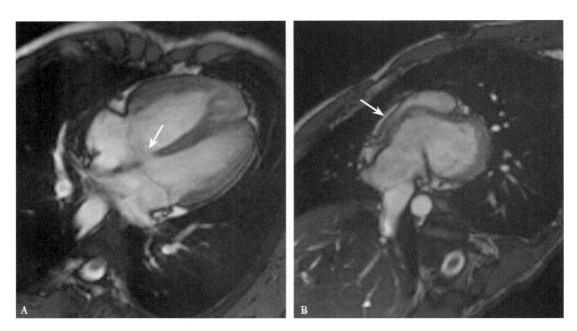

**图 17-4-1 法洛四联症**

男性,25 岁,自幼出现活动性发绀,劳累性呼吸困难。A. MR cine 序列四腔心水平,示主动脉根部骑跨于缺损的室间隔之上(箭),右心室肥厚;B. MR cine 序列斜矢状位,示右室流道、肺动脉瓣明显狭窄(箭)

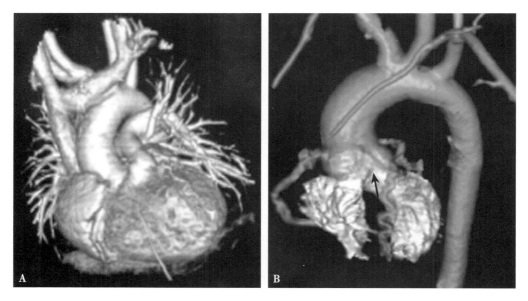

**图 17-4-2 法洛四联症**

女性,8 岁,活动后气促、发绀。A、B. CT 三维重建图像,箭示主动脉根部骑跨于缺损的室间隔之上

【诊断要点】

①临床表现：自幼出现进行性青紫和呼吸困难，易疲劳，劳累后常取蹲踞位休息。患者常伴有杵状指（趾），心脏听诊肺动脉瓣第二心音减弱甚至消失，胸骨左缘常可闻及收缩期喷射性杂音。②X线表现：主要为右室肥厚表现，肺动脉段凹陷，形成"木靴状"外形，肺血减少。③CT及MR表现：肺动脉狭窄表现为右室流出道管径细，流出道肌性肥厚；瓣环缩小；主肺动脉管径细、左右肺动脉起始部狭窄等。室间隔缺损表现为室间隔局部连续性中断。主动脉骑跨表现为主动脉扩张、前移，并骑跨于室间隔之上。右心室壁增厚，肌小梁肥大，室壁增厚可达1cm。

【鉴别诊断】

根据临床表现、典型影像学征象基本可确定诊断。鉴别诊断应与大动脉错位合并肺动脉瓣狭窄、右室双出口及Eisenmenger综合征相鉴别。

（唐　栋　凌小莉　陈　勇）

# 参 考 文 献

1. 杨有优,范淼.先天性心脏病CT诊断学.广州：中山大学出版社,2013.

2. 刘国荣,李月春.炫速双源CT心脑血管病诊断.北京：人民卫生出版社,2013.

3. 杨有优,王思云,周旭辉,等.64层螺旋CT诊断复杂先天性心脏病及与超声心动图和手术对照.临床放射学杂志,2007,26(10)：1029-1032.

4. 祁晓欧,曹程,戴汝平,等.电子束CT诊断主动脉-肺动脉间隔缺损的价值.中华放射学杂志,2006,40(7)：726-728.

5. 黄美萍,梁长虹,曾辉,等.多层螺旋CT在小儿复杂先天性心脏病诊断中的应用.中华放射学杂志,2004,38(7)：726-731.

6. Tsai I C,Goo HW. Cardiac CT and MRI for congenital heart disease in Asian countries：recent trends in publication based on a scientific database. Int J Cardiovasc Imaging,2013,29 Suppl 1(1)：1.

7. Watts JR Jr,Sonavane SK,Singh SP,et al. Pictorial review of multidetector CT imaging of the preoperative evaluation of congenital heart disease. Curr Probl Diagn Radiol,2013,42(2)：40-56.

8. Grabitz RG,Kaemmerer H,Mohr FW. Adult patients with congenital heart disease. Internist,2013,54(1)：20-27.

9. Ou P,Celermajer DS,Calcagni G,et al. Three-dimensional CT scanning：a new diagnostic modality in congenital heart disease. Heart,2007,93(8)：908-913.

10. Ferguson EC,Krishnamurthy R,Oldham SA. Classic imaging signs of congenital cardiovascular abnormalities. Radiographics,2007,27(5)：1323-1334.

11. Apitiz C,Webb GD,Redington AN. Tetralogy of Fallot. Lancet,2009,374(9699)：1462-1471.

12. Aboulhosn J,Child JS. Management after childhood repair of tetralogy of fallot. Curr Treat Options Cardiovasc Med,2006,8(6)：474-483.

# 第 十 八 章

# 后天性心脏病

## 第一节　冠状动脉硬化性心脏病

图 18-1-1（文末彩图）为冠状动脉粥样硬化性心脏病病例。

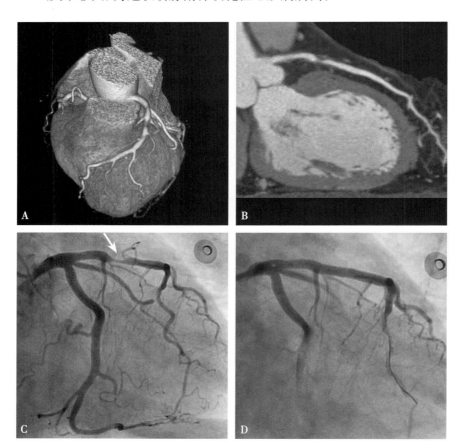

**图 18-1-1　冠状动脉粥样硬化性心脏病**

男性，73 岁，心前区疼痛反复发作 3 天。心电图提示心前壁心肌缺血。A. 冠状动脉 CTA 造影检查容积重建（VR）图像，可见前降支近段管腔明显狭窄；B. 冠状动脉 CTA 造影检查曲面重建（CPR）图像，可见左前降支近段软斑块形成，局部管腔重度狭窄，其余血管节段未见异常；C. DSA 造影，可观察到左前降支近段同样部位管腔重度狭窄存在（箭头）；D. 该病变处置入支架后再次造影，示管腔基本恢复正常

**【诊断要点】**

①典型症状为胸骨后阵发性胸痛,舌下含服硝酸甘油可缓解;②ECG 提示 ST 段降低或抬高,可伴有 T 波倒置;③冠状动脉狭窄最常见于左前降支,其次左回旋支;④平片一般无异常,合并室壁瘤时左心室缘局限性膨凸,合并室间隔破裂时可见心影短时间内增大;⑤CT 平扫可见冠状动脉斑点状、条索状钙化;⑥增强 CTA 可评价假性室壁瘤的形态、冠状动脉狭窄的程度、范围及桥血管的通畅度;⑦MR 可评价心肌形态及功能,也可检测到心肌梗死,延迟增强呈高信号;⑧导管法冠状动脉造影目前仍是诊断该病的"金标准"。

**【鉴别诊断】**

(1) 主动脉瓣关闭不全:既往可有风湿热病史,听诊胸骨左缘第 3、4 肋间可闻及哈气样杂音,超声心动图舒张期在主动脉瓣区可探测到逆向血流。

(2) 心肌病:冠状动脉检查无异常所见。

(3) 主动脉夹层:临床上可有明显的胸背痛等症状类似心绞痛。CTA 检查可确诊主动脉夹层的存在和病变范围,易于鉴别。

# 第二节　高血压性心脏病

图 18-2-1 为高血压性心脏病病例。

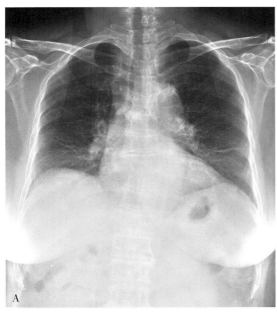
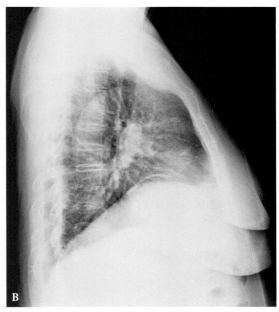

图 18-2-1　高血压心脏病

女性,70 岁,近 2 年来经常头痛、胸闷,既往高血压病 30 年。心电图提示左室大。A、B.X 线胸片,示心影增大,呈主动脉型,左心缘延长并向左扩展,主动脉迂曲、增宽

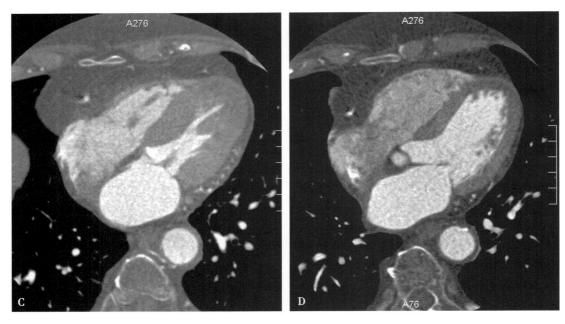

图 18-2-1（续）

C、D. CT 血管增强扫描，示收缩期左心室壁明显增厚，舒张期心腔及心肌厚度基本正常，提示心肌代偿性增厚

【诊断要点】

①成人高血压患病率 8%~18%，其中原发高血压达 90% 以上；②收缩压≥140mmHg 和（或）舒张压≥90mmHg 的成年人均可诊断高血压；临床上常见症状有头痛、头晕、失眠等；ECG 提示左室高电压、肥厚；③X 线表现：左室增大，主动脉迂曲、延长、扩张；④CT 可显示心腔大小及室间隔和心室壁增厚的程度；⑤MRI 心室长轴像和短轴像也可观察室间隔、室壁厚度及心腔扩张程度。

【鉴别诊断】

本病应与肥厚性心脏病相鉴别，后者可无高血压病史，主动脉无迂曲扩张，超声等断面影像可显示心肌不对称性肥厚。还需要结合病史及高血压程度等综合分析。

# 第三节 风湿性心脏病

影像诊断主要针对慢性风湿性心脏瓣膜病。本病多发生于 20~40 岁，女性略多。基本病理改变包括瓣叶不同程度增厚、卷曲，可伴钙化，瓣叶交界处粘连，开放受限，瓣口狭窄，瓣叶变形，乳头肌和腱索缩短、粘连，使瓣膜关闭不全。轻者无临床症状，严重者可有活动后心悸、气短、劳累性呼吸困难和咯血等。病变可发生于任何瓣膜，主要累及二尖瓣和主动脉瓣。CT 检查可显示房、室增大，并可显示左房内的附壁血栓；MRI 除了可显示房、室增大及左房内的血栓外，还可通过电影序列观察血流通过狭窄或关闭不全的瓣口时形成的低信号涡流。

## 一、二尖瓣狭窄(图 18-3-1)

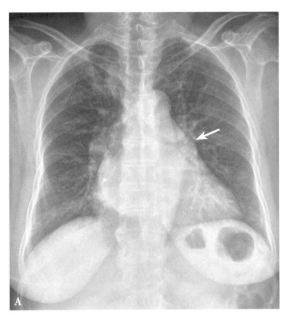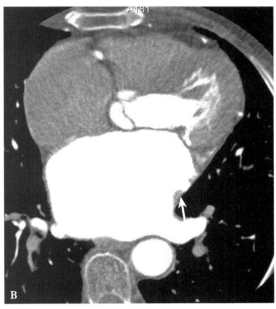

图 18-3-1　二尖瓣狭窄

女性,61 岁,心慌、烦躁、呼吸困难 3 个月,夜间不能平卧一周。听诊心尖部闻及舒张期隆隆样杂音。A. 胸部后前位片,可见心影明显增大,呈二尖瓣型,左心缘出现"第三弓"(箭),右心缘出现双房影;B. CTA,可见左心房明显增大,左心室变小,左侧心房壁附壁血栓形成(箭)

【诊断要点】

①临床上可有劳累性呼吸困难、咯血等;②听诊心尖部可闻及隆隆样舒张期杂音;③X线表现:心影二尖瓣型,肺动脉段突出;心胸比率增大,左房和右室增大;二尖瓣区及左房可出现钙化,系直接征象;可有肺淤血和间质性水肿表现;④CT可显示房、室增大以及左房内附壁血栓。

【鉴别诊断】

(1)缩窄性心包炎:听诊心音遥远,无心脏杂音;X 线片或 CT 均可显示心脏增大,以左房增大为主,心包增厚并伴有钙化。

(2)左房黏液瘤:临床上可有肺淤血表现,X 线片显示左房增大,瓣膜结构正常,CT 可显示心房内占位病变,密度较低,增强扫描无明显强化。心脏超声检查有助于鉴别诊断。

## 二、二尖瓣关闭不全（图 18-3-2）

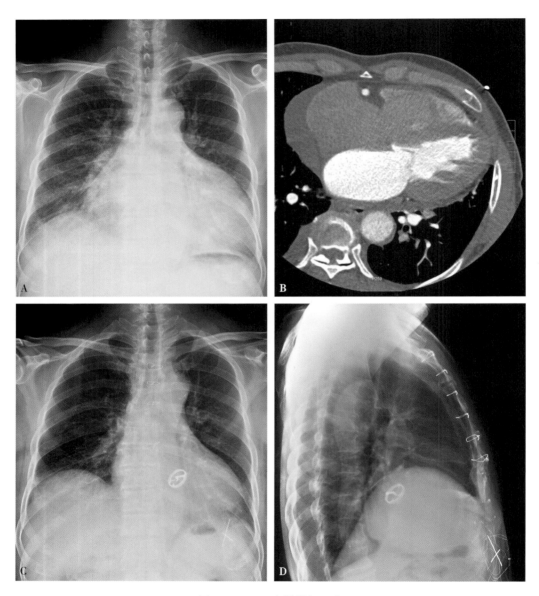

**图 18-3-2 二尖瓣关闭不全**

男性，55 岁，心慌、气短，活动后加重 1 个月余，既往有风心病二尖瓣关闭不全病史 20 年。听诊心音较弱，心尖区可闻及收缩期吹风样杂音。A. 胸部后前位片，示心影明显增大呈烧瓶状，心缘各弓不明显，肺纹理增多、模糊；B. CT 血管增强扫描，示心脏增大，右心缘可见心包积液；C、D. 行二尖瓣人工瓣膜置换术后复查 X 线片，心包积液消失，心影呈主动脉型，心影增大程度减轻，左心缘延长，主动脉结突出不明显，肺野透光度正常，侧位片可见心后间隙明显变窄

【诊断要点】

①单纯存在者少见，常合并二尖瓣狭窄。临床上可有心悸、气短、左心衰竭等症状；②听

诊心尖部可闻及收缩期吹风样杂音;③反流较轻者,X 线片可有左房和左室轻度增大;④中度以上反流时,左房、左室明显增大;⑤可出现肺淤血,肺静脉高压的表现。

【鉴别诊断】

二尖瓣关闭不全需与心肌病、先天性心脏病等所致的继发性二尖瓣关闭不全鉴别。扩张型心肌病:可继发二尖瓣关闭不全;但查体无心脏杂音或有 Ⅱ 级左右的收缩期杂音;X 线片表现为全心增大,以左心室为主;超声心动图显示示心肌运动功能普遍减低。

## 三、主动脉瓣狭窄(图 18-3-3、图 18-3-4)

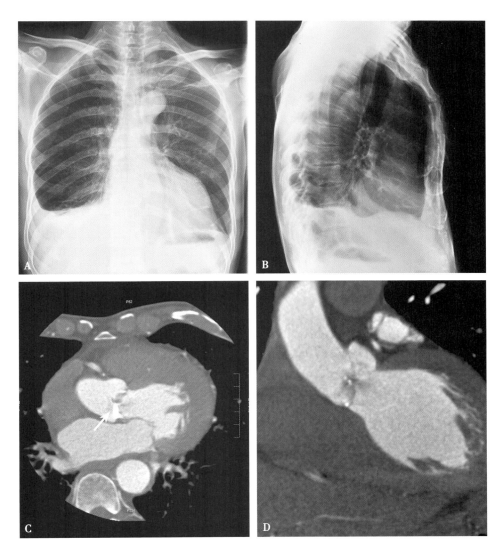

图 18-3-3　主动脉瓣狭窄

男性,59 岁,胸闷、气短,心前区疼痛 5 天。听诊胸骨右缘第 2 肋间可闻及收缩期吹风样杂音。A、B. 胸部后前位片及侧位片,可见心影主动脉型,左心缘圆隆、明显延长,升主动脉中段扩张,右侧肺野透过度增加,两侧胸膜增厚、粘连;C. CT 血管增强扫描,可见左心室腔扩大,心室壁普遍增厚,主动脉瓣叶增厚伴有钙化(箭头);D. CT 冠状面重建图像,可见主动脉瓣及左心室改变

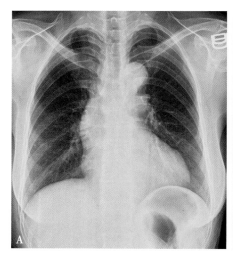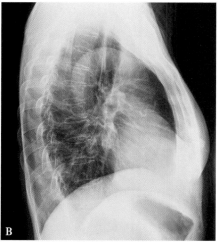

图 18-3-4 主动脉瓣狭窄

女性,62 岁,头晕、乏力 1 年,既往确诊主动脉瓣关闭不全 10 余年。听诊胸骨右缘第 2 肋间收缩期杂音。A.胸部后前位片,可见心影呈典型的主动脉型,左心室大,主动脉明显迂曲,中段扩张;B.侧位片,可见主动脉影密度增浓

【诊断要点】

①临床上可有心绞痛、头晕、晕厥等;②听诊胸骨右缘第 2 肋间可闻及收缩期吹风样杂音;③X 线表现:心影呈主动脉型,左心室圆隆或有不同程度的增大;升主动脉近中段局限性(狭窄后)扩张;主动脉瓣区钙化为主动脉瓣受损的确诊征象;可有不同程度肺静脉高压表现。

## 四、主动脉瓣关闭不全(图 18-3-5)

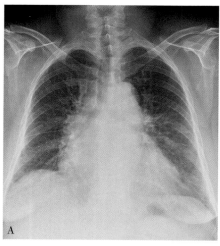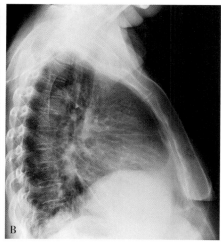

图 18-3-5 主动脉瓣关闭不全

女性,70 岁。头晕、胸闷 2 个月余。既往有主动脉瓣关闭不全病史 30 年。查体脉压差大(160/80mmHg),胸骨左缘可闻及明显的舒张期杂音。A.胸部后前位片,可见心影中度增大,主动脉普遍扩张,左心缘向左下扩大,肺动脉段饱满,右心缘向右膨出,伴有轻度肺淤血;B.侧位片,可见心前间隙及心后间隙均变窄

【诊断要点】

①临床上可有心绞痛、头晕、晕厥等；②听诊胸骨左缘 3、4 肋间可闻及舒张期哈气样杂音；③X 线表现：心脏呈主动脉型，中度以上增大；主动脉和左心室搏动增强，主动脉升部普遍扩张；可有不同程度的肺静脉高压表现。

【鉴别诊断】

主动脉瓣狭窄与关闭不全主要引起左室增大，应注意与高血压性心脏病相鉴别。高血压心脏病：心脏增大亦以左室增大为主，但临床上有明显高血压病史；听诊一般无心脏杂音；CT 可见左心室壁普遍增厚；超声心电图检查有助于鉴别诊断。

# 第四节　肺源性心脏病

图 18-4-1 为肺源性心脏病病例。

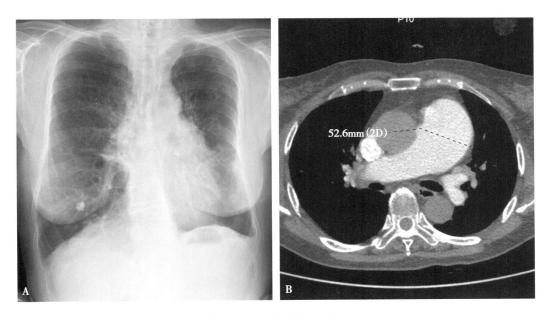

**图 18-4-1　肺源性心脏病**

女性，61 岁，长期慢性咳嗽、咳痰 20 余年，近日心慌、气短加重。听诊可闻及水泡音及喘鸣音。A. 胸部后前位片，可见双肺纹理增强，肺野透过度增高，体积增大，呈慢性支气管炎肺气肿表现。肺动脉段突出，右下肺动脉干增粗；B. CT 增强图像，可见肺动脉明显增粗，直径约 52.6mm，超过同层面升主动脉宽度

【诊断要点】

①有原发性肺部疾病病史，常见有咳嗽、咳痰、气短等症状。②查体常有肺气肿和慢性支气管炎的体征，听诊可闻及干湿啰音。③心电图提示肺性 P 波，右室肥厚。④X 线表现：可有肺部原发病变的表现；心脏呈二尖瓣型，肺动脉段突出，右房、右室不同程度增大。⑤CT表现：显示肺气肿及肺部病变，HRCT 有助于肺间质性病变的诊断。

【鉴别诊断】

（1）左右分流型心脏病：主要包括房间隔缺损、室间隔缺损，可有肺动脉高压及右室肥

厚。但发病年龄小,听诊可闻及心脏杂音,超声心动图及心血管造影有助于确诊。

(2) 风湿性心脏病:有慢性风湿性瓣膜病病史,一般听诊可闻及杂音,肺内可表现为肺淤血、肺水肿,分布在肺门两侧、背侧为主,肺水肿征象变化快。临床上可有慢性阻塞性肺疾病。

# 第五节 心 肌 病

## 一、扩张型心肌病(图18-5-1)

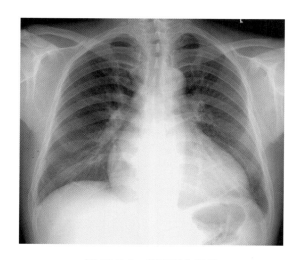

**图 18-5-1 扩张型心肌病**

*男性,49岁,心悸、气短,活动后加重1个月。心电图提示左室肥大。胸部后前位片可见心影增大,左室增大更明显,心影下沉、无力感*

【诊断要点】

①可发生于任何年龄,40岁以上壮年多发,男性多于女性。②突出的临床症状是左心衰竭及心律失常、体动脉栓塞。③X线表现:心影呈普大型或主动脉型,各房室均有增大,以左心室增大为主;超过50%患者有肺淤血或间质性肺水肿,系左心功能不全的表现。④CT表现:心脏舒张末期各房室均增大,室壁厚度正常或略厚;心肌收缩功能普遍减低,心肌增厚率降低,射血分数减低。⑤MRI显示心肌信号无异常。

【鉴别诊断】

(1) 冠心病:多见于中老年,有心绞痛症状,心电图检查有心肌缺血或心肌梗死改变。X线片显示心脏无明显增大。

(2) 风湿性心脏病:主要与二尖瓣关闭不全鉴别。听诊心尖区可闻及收缩期杂音,超声心动图提示瓣膜增厚、钙化,二尖瓣区可探及反流信号。

## 二、肥厚性心肌病（图 18-5-2、图 18-5-3）

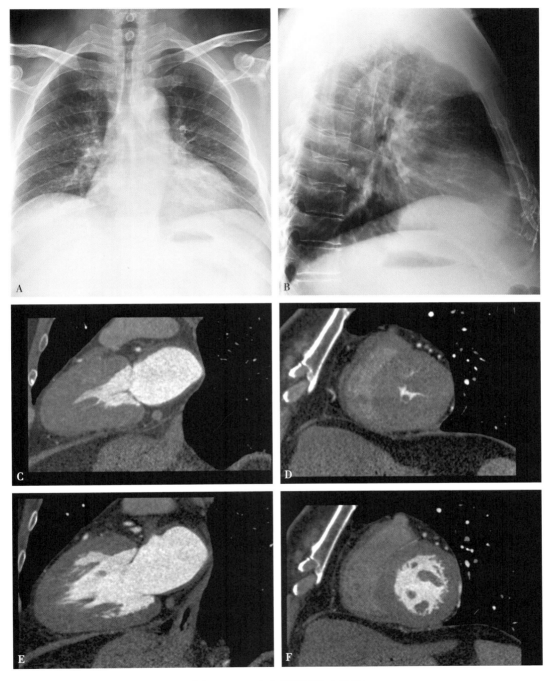

**图 18-5-2　心尖部肥厚性心肌病**

男性，41 岁。头晕、心慌 1 年余，心电图提示左室肥厚。A、B. 胸部后前位、侧位片，可见心影略大，左心缘延长；C、D. CT 长轴和短轴位图像，可见心尖部肥厚，心腔变小；E、F. CT 长轴和短轴位舒张期图像，可见心尖部心肌壁增厚，心尖区增厚明显

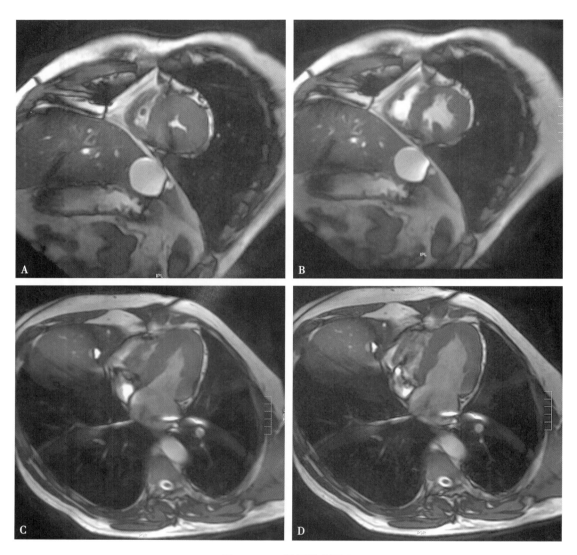

**图 18-5-3　肥厚性心肌病**

男性,54 岁,胸闷 1 月余。A、C. MR 收缩期短轴像和长轴像,示心肌壁对称性增厚;B、D. 相应层面的舒张期图像,示心肌壁明显增厚,心肌收缩期增厚率降低

【诊断要点】

①多见于青年人,无性别差别,临床上常有心悸、气短、头晕等症状,少数可出现晕厥;②大多数听诊胸骨左缘或心尖区可闻及较响的收缩期杂音;③心电图提示双室肥厚或左室肥厚、传导阻滞或 ST-T 改变;④X 线片无特异性,严重者可有左室增大,并可出现肺淤血、间质性肺水肿等表现;⑤CT 表现:可见室间隔肥厚,与左室后壁厚度之比大于 1.5;非对称性室间隔肥厚最常见;心脏整体收缩功能正常,晚期则可减弱;⑥MR 表现:可见异常肥厚的心肌呈均匀的中等信号,异常肥厚的心肌收缩期增厚率减低。

【鉴别诊断】

高血压心脏病　临床上有明确的高血压病史;X 线片显示心脏增大,主动脉迂曲扩张;

CT 显示心室壁对称性增厚。根据病史不难鉴别。

### 三、限制性心肌病(图18-5-4)

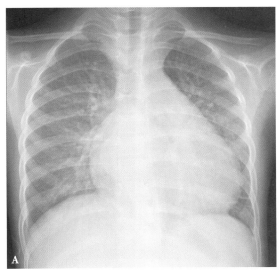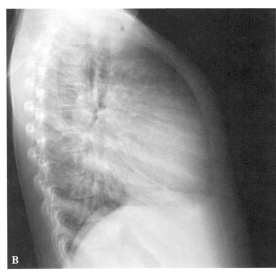

图 18-5-4　限制性心肌病

男性,7 岁,近两年经常胸闷、胸痛,全身无力。超声提示肝大,腹水。A、B. 胸部正侧位片显示心脏增大,右房增大明显

【诊断要点】

①包括嗜伊红细胞增多性心内膜心肌病和非嗜伊红细胞增多性纤维化,后者常见于非洲湿热地区,多见于儿童和年轻人。②分为右室型、左室型和双室型三个类型:右室型临床上可有肝大、腹水等;左室型则常有呼吸困难、胸痛等;双室型为两组症状和体征的组合。③右室型:X 线片心脏高度增大,常伴巨大右房,右室流出道扩张,肺血常减少;左室型:心脏和左房增大较轻,可有不同程度肺循环高压。④ CT 表现:右室型表现为右房及右室流出道明显扩张,右室流出道受阻,肺血减少,肺纹理稀疏。左室型表现为心室腔及心尖变形或闭塞,流入道狭窄,心脏和左心房轻度增大。⑤ MR 表现与 CT 相似,但 MR 增强扫描有时可显示尖部闭塞伴心内膜条带状强化,这一征象是心内膜下心肌纤维化的重要特征。双室型兼有两型的征象。

【鉴别诊断】

缩窄性心包炎主要与右室型限制性心肌病相鉴别。X 线片心脏呈三角形,轻中度增大;CT 显示各心腔无明显增大,心尖部无闭塞表现,可见心包增厚、钙化。

(李佩玲)

# 第十九章

# 心 包 疾 病

## 第一节 心 包 积 液

图 19-1-1 为心包积液病例。

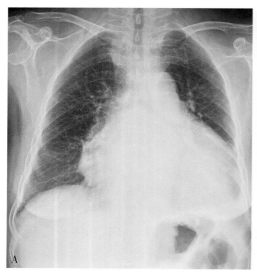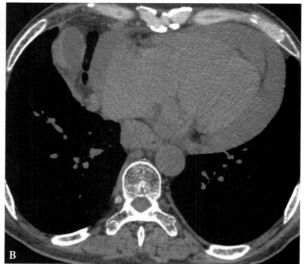

**图 19-1-1 心包积液**

女性,64 岁,发热、气短、心前区疼痛 20 余天。听诊心界向两侧扩大,心音遥远。A. 心脏后前位片,可见心影普遍增大,两侧心缘弧度消失,肺纹理基本正常。B. CT 平扫,可见环绕心脏周围的大量低密度影,厚度约 2.0cm

【诊断要点】

①见于任何年龄,病因包括炎症、肿瘤、变态反应性疾病等。②根据心包积液量的多少及出现速度的不同,临床上可以无任何症状,亦可表现明显的胸闷、呼吸困难、腹水等。③X线胸片提示心影向两侧增大,各弓界限消失。④CT 诊断心包积液较为敏感,可发现较少量的心包积液。典型者 CT 表现为环绕心脏周围的低密度影,根据积液内蛋白含量的不同其CT 值可升高,伴有近期出血的 CT 值可达 50HU 以上。⑤MR 通常表现为环绕心脏周围的长 $T_1$ 长 $T_2$ 信号影,但由于积液性质的不同亦可表现为各种不同的信号特点。⑥心包积液的病

因和性质判断需结合临床及实验室检查。

【鉴别诊断】

（1）心包囊肿：多为先天性，任何年龄均可发现；病变常较为局限，边缘光滑，并可见部分边缘与心包相贴，囊内多数呈液性密度，含有蛋白成分较多时密度增高。MR 表现与 CT 相近，表现为长 $T_1$ 长 $T_2$ 信号，含有蛋白成分较高时，$T_1WI$ 可呈等信号。

（2）心包肿瘤：比较少见。病变与心包关系密切，常较局限，呈软组织密度，易与心包积液相鉴别。

# 第二节　缩窄性心包炎

图 19-2-1、图 19-2-2 为缩窄性心包炎病例。

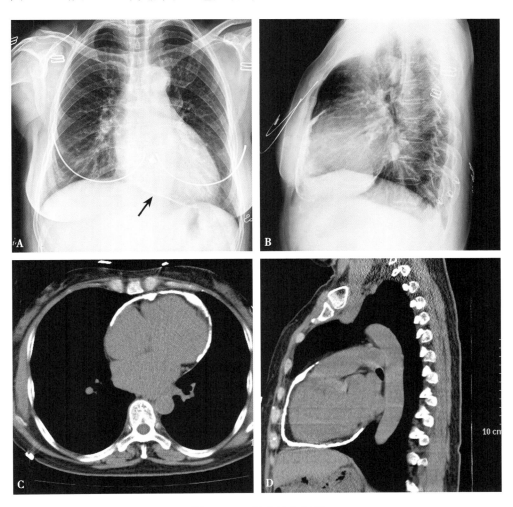

**图 19-2-1　缩窄性心包炎**

女性，74 岁。心悸、胸闷伴呼吸困难 1 年余。听诊心音较弱。A. 心脏后前位片，示心影轻度增大，左心缘向左延长，心影膈面可见条形钙化（箭），两侧肺野透光度减低；B. 侧位片，可见心脏表面大部分区域被壳样钙化密度影包绕；C、D. CT 轴位像和矢状面图像，可见心包大面积的弧线状钙化影

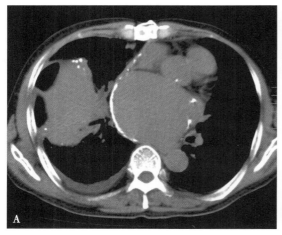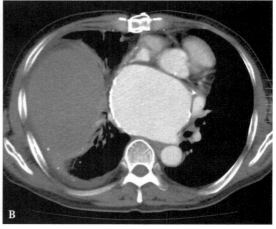

图 19-2-2 缩窄性心包炎

男性,64 岁。胸痛、呼吸困难半年,近日加重。A. CT 平扫,可见心包弥漫增厚,伴有弧形钙化,左心房明显增大,右侧胸膜粘连,胸腔见少量积液;B. CT 增强扫描,可见左心房明显扩大,右侧胸膜弥漫性增厚伴有点状钙化,胸膜腔见较大的包裹性积液

【诊断要点】

①大多是急性心包炎迁延所致,以结核性心包炎较常见;②临床上常见呼吸困难、腹胀、浮肿等症状;③心包脏、壁层粘连、增厚,以右心房室侧增厚更明显;④心脏大小正常,两侧或一侧心缘变直,各弓分界不清,心影呈三角形,心包可见心包钙化;⑤CT 可显示心包增厚及心包钙化;⑥增强 CT 可见心房扩大,心室缩小,心室内径收缩舒张期变化幅度下降;⑦可伴有胸腔积液和胸膜增厚、粘连。

【鉴别诊断】

(1) 风心病二尖瓣狭窄:有风湿热病史,听诊心尖区可闻及舒张期隆隆样杂音;X 线检查心包厚度正常,看不到钙化;超声心动图有助于鉴别诊断。

(2) 限制性心肌病:临床表现及血流动力学改变与缩窄性心包炎相似,X 线检查心包厚度正常。

(李佩玲)

# 参 考 文 献

1. 杨有优,范淼. 先天性心脏病 CT 诊断学. 广州:中山大学出版社,2013.
2. 刘国荣,李月春. 炫速双源 CT 心脑血管病诊断. 北京:人民卫生出版社,2013.

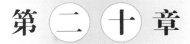

# 第二十章

# 大血管疾病

## 第一节 主 动 脉 瘤

图 20-1-1（文末彩图）为胸主动脉瘤病例。

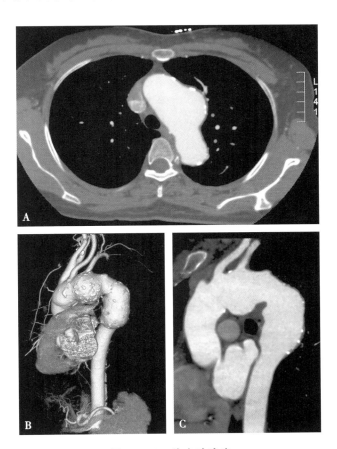

**图 20-1-1　胸主动脉瘤**

女性,52 岁,患者以突发持续性胸部闷胀痛为主诉急诊来院。A. 主动脉 CT 增强图像,
显示主动脉局限性瘤样扩张,直径超过正常主动脉直径的 1.5 倍;B. VR 图像,可见主
动脉弓部及降部上段走行迂曲,管腔可见多发瘤样扩张,胸主动脉下段管壁及管腔正
常;C. MPR 图像,可见管腔多发瘤样扩张,管壁不规则,并可见管壁点状钙化

**【诊断要点】**

①主动脉瘤指主动脉管腔扩张,直径超过正常的 1.5 倍或以上,可侵犯主动脉的各个部位;②临床表现多种多样,轻者无症状,重者可表现为胸背痛,突发撕裂性胸痛,可能为动脉瘤破裂指征;③包括真性动脉瘤和假性动脉瘤,前者瘤壁为主动脉壁,后者瘤壁为血管周围结缔组织、血栓或血管外膜;④CTA 可确定主动脉瘤的诊断,并明确动脉瘤位置、大小、数量和范围;⑤CTA 有助于明确主动脉瘤腔内血栓、瘤壁增厚和瘤周血肿的存在;⑥应注意观察动脉瘤的部位和主要分支血管的关系,即主动脉主要分支是否受累。

**【鉴别诊断】**

本病应与马凡综合征鉴别,后者多系统受累遗传性结缔组织病,心血管系统受累可表现为升主动脉瘤,并可引起主动脉夹层,鉴别诊断有时困难。但其他系统受累表现如肢体细长、蜘蛛指趾、漏斗胸、高度近视等有助于本病的诊断。

# 第二节　主动脉夹层

主动脉夹层病例见图 20-2-1(文末彩图)、图 20-2-2(文末彩图)。

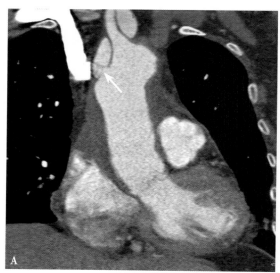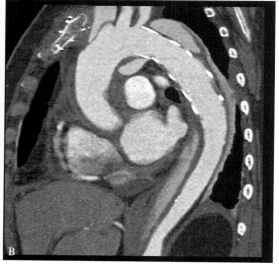

**图 20-2-1　主动脉夹层动脉瘤(Debakey Ⅰ型)**

女性,62 岁,腹部剧烈疼痛 4 小时急诊来诊。急诊主动脉 CTA 检查发现主动脉夹层。A. 冠状位 MPR 图像可见夹层起自升主动脉,累及右侧无名动脉,并可见内膜破口(白箭);B. 矢状位 MPR 图像,可见夹层动脉向远侧血管延伸,累及胸主动脉全程血管,假腔内造影剂密度较低,提示夹层内血栓形成可能

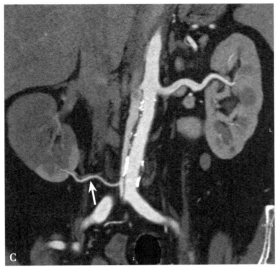
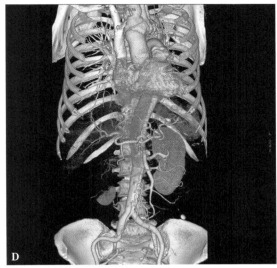

图 20-2-1（续）

C. 腹主动脉冠状位 MPR 图像，可见夹层向远侧累及腹主动脉至两侧髂动脉分叉处，右侧肾动脉起自血栓形成部位的假腔，致使右肾大部分无血流灌注，仅下极少部分肾皮质血流灌注正常，同时可见一血管分支起自假腔（白箭），局部假腔内造影剂充盈良好；D. VR 图像，正面观主动脉夹层的全貌，并可见右肾大部分未显影

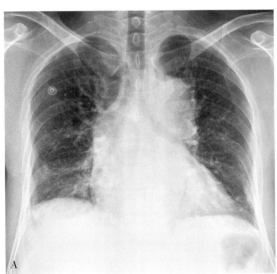
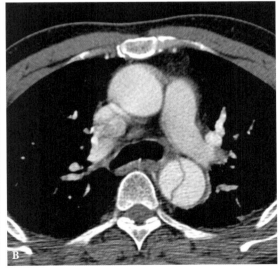

图 20-2-2　胸主动脉夹层动脉瘤（Debakey Ⅲ型）

男性，51 岁，突然胸部剧痛 12 小时急诊来诊。既往高血压病史 10 余年。A. 后前位片，显示纵隔影明显增宽；B. 胸主动脉增强 CT 轴位图像，可见胸主动脉管腔增粗，管腔内见线状低密度影，将管腔分隔成内侧的真腔和外侧的假腔，真腔较小

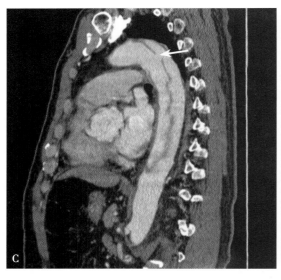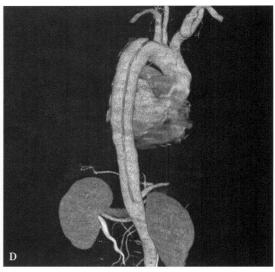

图 20-2-2(续)

C. MPR 图像,可见胸主动脉降段管腔内条形低密度影,即掀起的内膜片(白箭),并可见位于弓降部内膜破口;D. VR 图像从后面观,显示内膜片和真假腔的全貌,起自左锁骨下动脉开口远侧

【诊断要点】

①多见于老年男性,尤其是高血压病患者;②临床起病急,胸痛剧烈;③ X 线胸片可见纵隔或主动脉影增宽,主动脉壁钙化内移;④ CTA 可见主动脉双腔和被掀起的内膜片,后者呈线状,通常真腔较窄、假腔较大;⑤病变累及主动脉的范围常常较大;⑥应注意观察病变段血管的主要分支有无受累,各主要分支起自真腔或假腔,尽可能地明确内膜破口和再破口的位置、大小、数量;⑦MR 检查亦可发现和诊断该病。

【鉴别诊断】

(1) 假性动脉瘤:多见于外伤后,病变范围较局限,管腔一般不窄,管腔周围可见局限性血肿形成。CT 血管造影显示管腔内无低密度影。发现动脉管壁破裂口是诊断假性动脉瘤的确切依据。

(2) 真性动脉瘤:多见于老年人,尤其是高血压病、动脉粥样硬化患者。病变范围多较局限,可以同时累及多支血管、多个部位。病变段血管走行迂曲,管腔明显增粗,管壁可见钙化。

(3) 主动脉壁内血肿:CT 平扫可见主动脉腔周围环形或新月形高密度影增厚,内膜钙化可向管腔内移位;增强 CT 显示增厚的管壁无强化,看不到内膜破口或掀起的内膜,无主要分支血管受累,这一点是鉴别诊断的关键。

# 第三节 大 动 脉 炎

图 20-3-1 为大动脉炎病例。

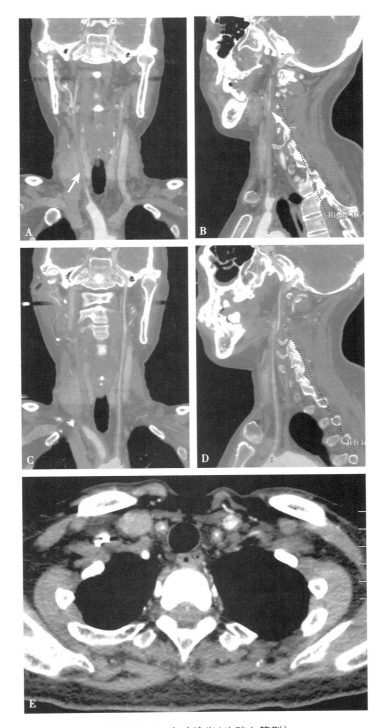

图 20-3-1 大动脉炎（头壁血管型）

女性，40 岁，经常性头迷、头晕及晕厥发作 3 年余，近日加重发作频繁。A~D. 颈部血管 MPR 图像，显示右侧颈总动脉管壁弥漫增厚，管腔明显狭窄，中段血管管腔闭塞，无名动脉管壁亦略有增厚；左侧颈总动脉管壁也呈弥漫增厚，管腔明显狭窄呈细线状；E. 横轴位图像可见两侧颈总动脉管壁环形增厚，无强化，管腔中心可见点状造影剂充盈

【诊断要点】

①多见于青年人,女性多于男性,大约 8 ：1。②临床上依受累血管部位而表现相应症状,主动脉弓及大分支受累时可出现无脉症、头部缺血、下肢高血压;肾动脉受累可出现肾性高血压等。还可有发热、恶心、体重下降、关节炎等全身症状。③病变分布范围较广,可累及主动脉及其分支,以降主动脉、肾动脉、头臂动脉,尤其是左锁骨下动脉为好发部位。④增强CTA 可见动脉壁增厚,呈环状强化或无强化,管腔狭窄,后期可见动脉壁钙化。⑤MR 亦可见表现与 CT 相似。

【鉴别诊断】

(1) 先天性主动脉缩窄:多见于男性,临床上无全身症状;CTA 可见胸主动脉特定部位狭窄,婴儿在主动脉峡部,成人位于动脉导管衔接处。

(2) 动脉粥样硬化:常见于老年人,常伴有动脉硬化的其他临床表现和危险因素的存在;可发生于各级动脉各级分支;病变主要累及动脉内膜及内膜下,常伴有动脉壁钙化。

(3) 结节性多动脉炎:本病主要累及内脏中小动脉,发病部位和临床表现与大动脉炎完全不同,易于鉴别。

(李佩玲)

# 参 考 文 献

1. 白人驹,张学林.医学影像诊断学.第 3 版.北京:人民卫生出版社,2012.

2. 蒋学祥,肖江喜.胸部影像诊断读片精粹.北京:人民军医出版社,2010.

3. 范光明,焦俊.胸部影像诊断学图谱.上海:第二军医大学出版社,2010.

4. 曹丹庆,蔡祖龙.全身 CT 诊断学.北京:人民军医出版社,2005.

5. 张瑞绿,万业达.胸部常见疾病多层螺旋 CT 诊断与临床.天津:天津科技翻译出版公司,2006.

6. 刘士远,陈远航.胸部影像诊断必读.北京:人民军医出版社,2007.

7. 郭启勇.实用放射学.第 3 版.北京:人民卫生出版社,2007.

# 第三篇
# 乳　　腺

# 第二十一章

# 乳腺正常影像表现

乳腺位于皮下浅筋膜浅层和深层之间,由输乳管、乳腺小叶和脂肪组织构成。乳腺有15~20个乳腺叶,叶又分为若干乳腺小叶。一个乳腺叶有一个排泄的输乳管,行向乳头,在近乳头处膨大为输乳窦,其末梢变细,开口于乳头。乳腺的纤维组织发出许多垂直于皮肤的小纤维束(乳腺悬韧带或Cooper's韧带),向深面连于胸筋膜,向浅面连于皮肤和乳头,对乳腺起到支持和固定作用。乳腺纤维腺体组织在女性的一生中经历着不断地变化,因此正常乳腺的解剖表现极为不同。根据乳腺组织构成分为4型:①脂肪型:双乳几乎为脂肪,腺体少于25%(图21-1-1);②少量腺体型:腺体分散存在,占25%~50%(图21-1-2,图21-1-7,图21-1-8);③多量腺体型:腺体不均匀分布,占50%~75%,可分为均质型和不均质型(图21-1-3、图21-1-4);④致密型:双乳极度致密,腺体大于75%(图21-1-5,图21-1-6)。为了便于描述病变,乳腺分为内上象限、外上象限、内下象限、外下象限和中央区(乳头区)。

## 第一节　乳腺正常影像表现

### 一、乳腺正常X线表现

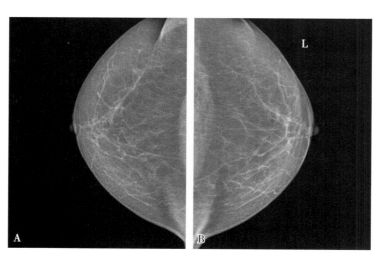

**图 21-1-1　脂肪型乳腺正常 X 线表现**

女性,69岁。A、C.右乳钼靶头尾位和内外侧斜位;B、D.左乳钼靶头尾位和内外侧斜位。显示腺体退化,双乳内几乎均为脂肪组织

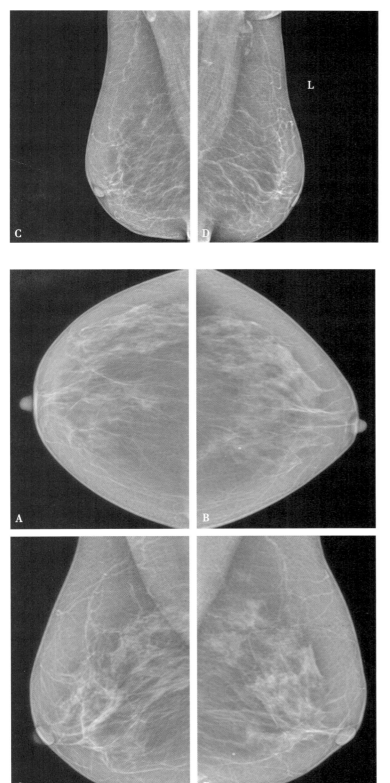

图 21-1-1（续）

图 21-1-2　少量腺体型乳腺正常 X 线表现
女性，48 岁。A、C. 右乳钼靶头尾位和内外侧斜位；B、D. 左乳钼靶头尾位和内外侧斜位。显示腺体大部分退化，双乳内以脂肪组织为主、纤维腺体密度小区域性分散存在

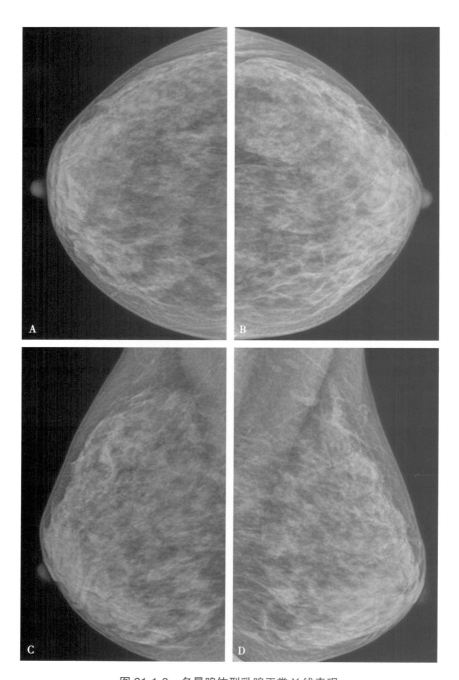

**图 21-1-3 多量腺体型乳腺正常 X 线表现**

女性,29 岁。A、C.右乳钼靶头尾位和内外侧斜位;B、D.左乳钼靶头尾位和内外侧斜位。显示双乳腺体较多,呈弥漫不均匀性致密

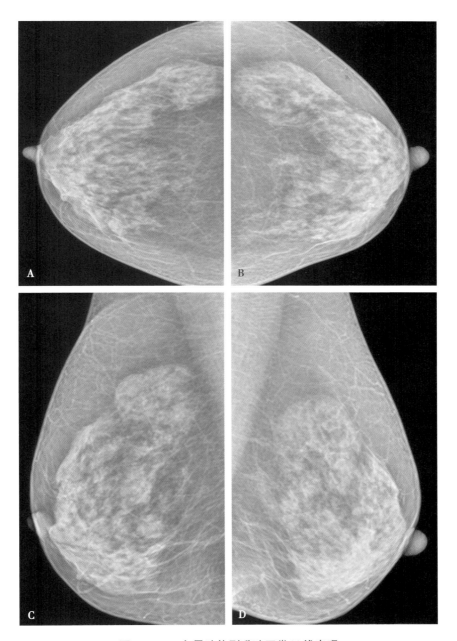

**图 21-1-4 多量腺体型乳腺正常 X 线表现**

女性,61 岁。A、C. 右乳钼靶头尾位和内外侧斜位;B、D. 左乳钼靶头尾位和内外侧斜位。显示双乳呈不均匀性腺体,局限性致密

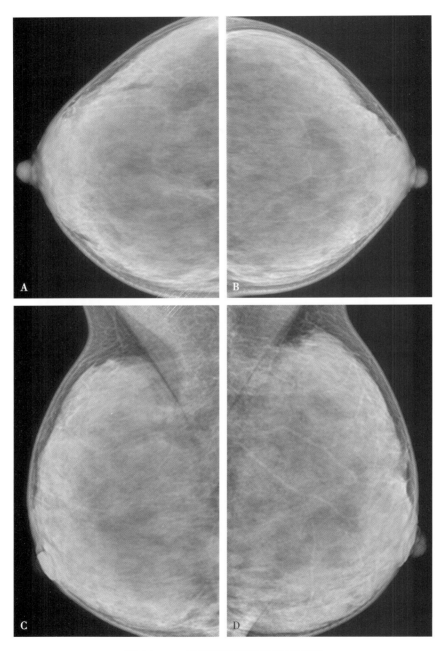

**图 21-1-5 致密型乳腺正常 X 线表现**

女性,24 岁。A、C.右乳钼靶头尾位和内外侧斜位;B、D.左乳钼靶头尾位和内外侧斜位。显示双乳腺体较丰富、极度致密

## 二、乳腺正常 CT 表现

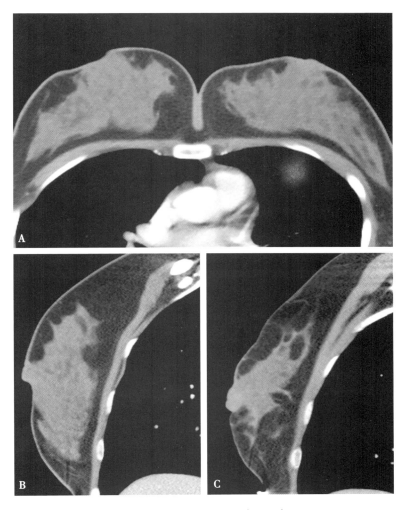

图 21-1-6 致密型乳腺正常 CT 表现

女性,27 岁。A. 仰卧轴位双侧乳腺;B、C. 重建矢状位左右乳腺。示腺体丰富、分布对称、密度均匀、无结构扭曲

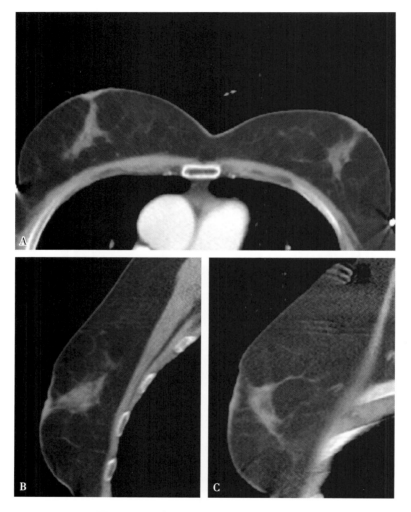

**图 21-1-7 少量腺体型乳腺正常 CT 表现**

女性,62 岁。A. 仰卧轴位双侧乳腺;B、C.重建矢状位左右乳腺。显示乳腺腺体大部分退化

## 三、乳腺正常 MRI 表现

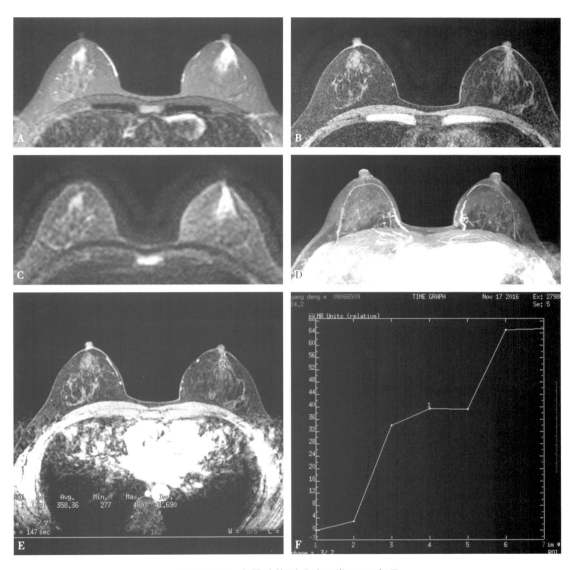

**图 21-1-8 少量腺体型乳腺正常 MRI 表现**

女性,46 岁。A. MR 轴位脂肪抑制 $T_2WI$;B. 多时相动态容积快速增强扫描(LAVA);C. 扩散加权成像(DWI);D.MR 动态增强扫描,MIP 重建图像;E. MR 动态增强扫描;F. 图 E 兴趣区的动态增强曲线。MR 可以清晰地显示乳腺结构(乳头—乳晕—皮肤—皮下脂肪—腺体—胸大肌)。正常腺体为 $T_1WI$ 等信号、$T_2WI$ 高信号,腺体分布对称,增强后无异常强化,时间 - 信号曲线呈逐渐上升型

## 第二节 读片方法及分析诊断思路

乳腺作为性腺器官,受体内雌、孕激素水平的调节而发生变化。小叶间的结缔组织包绕终末导管小叶单位,在月经周期激素影响下呈水肿改变。由于水肿发生在月经周期的分泌期(约经前 7 天内),建议乳腺检查尽量安排在月经后 7~14 天。

乳腺影像检查方法较多,首先是影像检查方法的优选,常用的包括乳腺 X 线摄影、超声和 MRI 检查,CT 一般用于乳腺癌保乳术后放疗定位,较少用于诊断检查。乳腺影像检查流程应规范化,其中乳腺 X 线摄影与超声检查优势和局限性互补,二者联合应用是乳腺疾病临床诊断的黄金组合。X 线摄影对于乳腺内的钙化敏感,能够发现直径< 2mm 的钙化灶,而钙化被认为是很多早期乳腺癌的重要征象。但对于一些等密度肿块,X 线摄影显示的敏感度较低,尤其在致密腺体中。超声检查对于肿块病变性质(囊、实性)判定较为准确。MRI 具有极好的软组织分辨率和无辐射成像等优势,对乳腺癌的检出敏感度高,并能进行多种功能成像,目前已是乳腺疾病诊断重要补充手段。多种影像方法融合已成为准确诊断和精确治疗的重要保障。

乳腺读片尽量双乳对比观察,判断双侧腺体是否对称,腺体结构有无扭曲,是否存在异常信号病灶。首先确定病灶位置、形态、边缘、密度、钙化特征,及伴随的皮肤乳头回缩、增厚等征象;随后对异常征象分析归纳、综合诊断。2014 年我国乳腺学组根据 2013 年美国放射学院基于乳腺 X 线摄影,制定的乳腺影像报告和数据系统(breast imaging reporting and data system,BI-RADS)第 5 版,结合我国情况适当修改推荐如下:诊断结果分成未定类别 0 类和最终类别 1~6 类。0 类:为未定类,需和既往图像对比或进一步影像检查评价。1 类:乳腺结构清楚而无病变显示。2 类:肯定的乳腺良性钙化和肯定的良性肿块。3 类:几乎为肯定良性,恶性可能性≤2%。4 类:可疑恶性,需要进行组织学诊断。5 类:几乎肯定是乳腺癌的病变,恶性可能性≥95%。6 类:对已被穿刺活检或局限切除活检病理证实为乳腺癌,但还未进行手术切除的影像评价。在评价病灶时,需要结合病灶形态和动态强化曲线特征进行综合分析,根据乳腺影像报告数据系统分析(BI-RADS)得出诊断结论。

根据 BI-RADS 分类术语,MRI 将乳腺病灶强化类型分为点状强化、肿块样强化和非肿块样强化三类。

进行乳腺影像检查时,应对每一个乳腺肿块病灶的形态特征进行分析:

(1) 对每一个乳腺肿块病灶,应分析肿块形状(圆形、卵圆形、分叶状、不规则形状),通常认为分叶和不规则形状为具有恶性特征病灶。

(2) 评价肿块边缘(光滑,不规则和毛刺状),光滑边缘常提示为良性病灶,而不规则和毛刺状边缘常怀疑为恶性病灶,对肿块边缘和形状评价最好是在早期增强后序列上进行,因为在增强后序列上,病灶周围正常乳腺实质逐渐增强后可能使肿块真实的边缘特征变得模糊不清。

(3) 最后还要认真分析肿块内部强化特点:①均匀强化,常提示为良性病灶;②不均匀强化,常怀疑为恶性病灶,尤其是当出现边缘强化时;③环状强化,是一个高度怀疑为乳腺癌特征表现,84% 出现边缘强化的肿块为恶性病灶;④内部分隔强化和中央强化也怀疑是恶性病灶强化模式,虽然这些强化模式相对边缘强化少见,内部分隔强化诊断恶性病灶阳性预测值大于 95%；内部暗分隔是良性纤维腺瘤特异性表现。

强化斑点灶是指增强后小于 5mm，无肿块占位效应，且增强前也无任何异常发现的病灶。斑点灶由于太小以至于无法准确评价其边缘或内部强化特征，3%~15% 的强化斑点为恶性病灶。

非肿块样强化病灶是指一处强化区域，该区域既不呈一个肿块，也不是一个强化斑点灶。对非肿块样强化病灶应首先分析其分布特点，包括：①线状或沿导管分布：这种分布是呈线状排列或树枝状排列形成，与导管走行一致，并指向乳头，这种分布类型高达 26% 为恶性病灶。典型强化特点是表现为簇状强化形态，这种强化就类似于铺路石形态，也被称为是"葡萄串样"，常提示导管内原位癌，尤其是同时也表现为线状或导管状分布或节段分布时。②斑点状或细孔状强化：强化表现为小圆点状，常为良性表现。③网状或树枝状强化：强化呈线状，这种强化与癌性炎症有关。

动态强化曲线特征分析：增强曲线是以时间为横轴，以相对增强前图像的强化程度百分比为纵轴绘制出来的一条曲线。该曲线可以被分为早期增强阶段（第一个 2 分钟内）和延迟期强化阶段。

（1）动态增强特征曲线早期强化阶段特征分为三种类型：缓慢、中度和快速上升，恶性病灶通常认为曲线早期阶段表现为快速上升类型。

（2）对曲线延迟期强化阶段特征分析则使对恶性肿瘤危险度进一步分层分析成为可能。按照乳腺影像报告数据系统分析（BI-RADS）术语描述，动态增强特征曲线延迟期强化阶段强化形式分为三种：①类型 I（持续型）：指延迟强化期曲线持续上升且上升幅度大于 10%。虽然类型 I 在 83% 良性病灶中出现，但也有约高达 9% 恶性病灶表现为类型 I 曲线。②类型 II（平台型）：指曲线早期增强阶段快速上升，但曲线在延迟强化阶段波动幅度在 10% 以内。表现为类型 II 曲线病灶可疑为恶性，但没有类型 III 曲线可疑程度高。③类型 III（廓清型）：指曲线在延迟强化阶段，曲线下降幅度超过 10%。该类型曲线常怀疑为恶性病灶。

（任　静　周　鹏）

# 参 考 文 献

1. 杨有优，范淼．先天性心脏病 CT 诊断学．广州：中山大学出版社，2013.
2. 刘国荣，李月春．炫速双源 CT 心脑血管病诊断．北京：人民卫生出版社，2013.

# 第二十二章
# 乳腺感染性疾病

图 22-0-1、图 22-0-2 为乳腺感染性疾病。

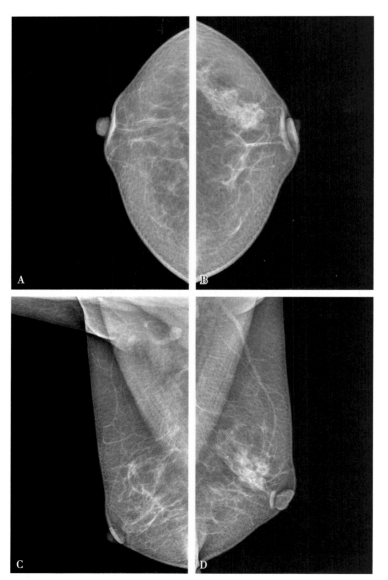

**图 22-0-1  左乳腺感染**

女性,48 岁。A、C. 右乳钼靶头尾位和内外侧斜位;B、D. 左乳钼靶头尾位和内外侧斜位。示左乳外上象限肿块,约 1.6cm×4cm 大小,边界不清,有分叶,未见异常钙化影,左乳血管增粗,左乳头内陷。右乳 BI-RADS 分型,1 类;左乳 BI-RADS 分型,3 类。术后病理:慢性炎症,微脓肿形成伴肉芽肿性炎

194

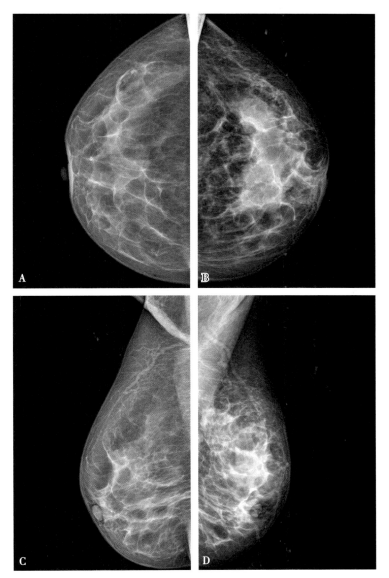

图 22-0-2 左乳腺感染

女性,43 岁。A、C. 右乳钼靶头尾位和内外侧斜位;B、D. 左乳钼靶头尾位和内外侧斜位。示双乳不均质型,左乳大片不规则密度增高影,约 6cm×3cm 大小,局部腺体纠集,未见异常钙化影,双侧乳头略内陷,双腋下未见肿大淋巴结影。右乳 BI-RADS 分型,1 类;左乳 BI-RADS 分型,3 类。术后病理:慢性炎症,多灶性微脓肿形成

【诊断要点】

①一般为伴有疼痛的肿块,病灶表现形态多样,常常为高于腺体密度不规则片团状影,局部结构紊乱,边界不清。②急性乳腺炎常累及某一区域或全乳,慢性乳腺炎多较局限,并可合并脓肿,表现为边界部分清晰或清晰的中、低密度区。③MRI 为片状 $T_1WI$ 低信号、$T_2WI$ 高信号,边界模糊、轻中度强化、脓肿呈环形强化。

【鉴别诊断】

乳腺炎性病变类型较多,包括急性、各种慢性炎症及浆细胞性乳腺炎等,部分病例诊断困难,尤其各种慢性炎症 X 线征象容易误诊为乳腺癌;MRI 增强扫描一般炎症病灶呈逐渐强化,而癌性肿块富动脉血供呈快速强化;磁共振弥散加权有助于鉴别囊肿和脓液。乳腺 X 线与 MRI 相结合有助于准确诊断。

(任 静 周 鹏)

# 第二十三章

# 乳腺增生性疾病

图 23-0-1、图 23-0-2 为乳腺增生性疾病病例。

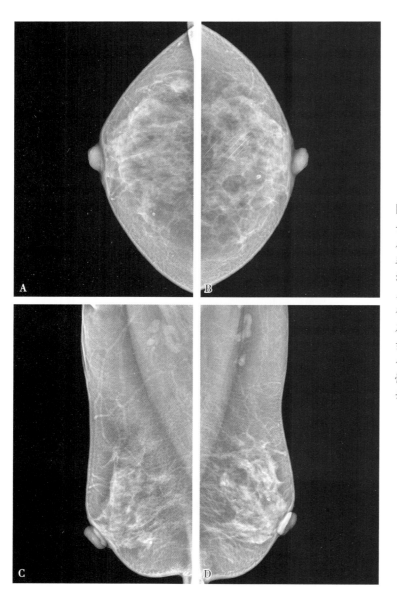

图 23-0-1 双侧乳腺增生

女性,53 岁。A、C. 右乳钼靶头尾位和内外侧斜位;B、D. 左乳钼靶头尾位和内外侧斜位。示双乳混合不均质型,内见形态不规则片状、斑片状密度增高影,未见明确肿块及结节影,可见数个点状及小环状钙化影。BI-RADS 分型,2 类。术后病理:左乳腺病,个别导管囊性扩张伴囊壁周围慢性炎症;右乳腺病伴纤维腺瘤形成

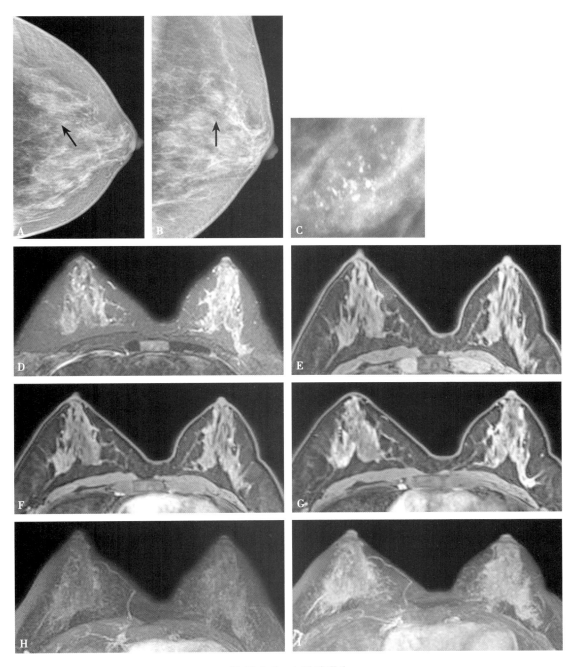

图 23-0-2　左乳腺增生

女性,43 岁,体检发现左乳外上象限沙砾样钙化。A. 左乳钼靶头尾位;B. 左乳钼靶内外侧斜位;C. 钙化区局部放大图;D.MR 横断面 $T_1WI$ 脂肪抑制;E. MR 横断面 $T_2WI$ 脂肪抑制;F. 增强后第一分钟;G. 增强后第五分钟;H、第一分钟减影重建;I. 第五分钟减影重建。X 线摄影:左乳外上象限见肿块影,约 1.3cm 直径大小,边界不清,其内见沙砾样钙化;BI-RADS 分型,4 类。MRI:双侧乳腺腺体内见 $T_2WI$ 信号稍混杂增高区,$T_1WI$ 序列未见明确异常,增强后于 1、2、3、4、5 分钟扫描 5 期示:第一分钟内双乳内未见明确强化灶,第二分钟以后各期双侧乳腺内见多个点状及小结节状腺体逐渐强化;BI-RADS 分型,3 类。术后病理:囊性腺病,部分腺腔内钙盐沉积及砂粒体形成

**【诊断要点】**

①乳腺增生症多为 30~40 岁，常为双侧；表现各异，可表现为局限性或弥漫性片状、棉絮状或结节状致密影，边界不清，结构扭曲紊乱。②乳管扩张形成囊肿时表现为卵圆形致密影，边界清楚，直径多小于 1cm。③ MRI 上 $T_1WI$ 病变为低或中等信号接近正常腺体，$T_2WI$ 为高信号，渐进性强化；囊肿表现为 $T_1WI$ 等、低信号，含蛋白较高时高信号，$T_2WI$ 高信号。

**【鉴别诊断】**

不典型病例需与乳腺良性肿瘤及乳腺癌鉴别，双侧发病、与月经有关、呈片状、结节边界清楚、渐进强化等可以帮助诊断，多种影像检查方法综合评价有利于鉴别诊断。

（任　静　周　鹏）

# 参 考 文 献

1. 杨有优,范淼.先天性心脏病 CT 诊断学.广州:中山大学出版社,2013.
2. 刘国荣,李月春.炫速双源 CT 心脑血管病诊断.北京:人民卫生出版社,2013.
3. 杨有优,王思云,周旭辉,等.64 层螺旋 CT 诊断复杂先天性心脏病及与超声心动图和手术对照.临床放射学杂志,2007,26(10):1029-1032.
4. 祁晓欧,曹程,戴汝平,等.电子束 CT 诊断主动脉-肺动脉间隔缺损的价值.中华放射学杂志,2006,40(7):726-728.
5. 黄美萍,梁长虹,曾辉,等.多层螺旋 CT 在小儿复杂先天性心脏病诊断中的应用.中华放射学杂志,2004,38(7):726-731.
6. Tsai I C,Goo HW. Cardiac CT and MRI for congenital heart disease in Asian countries:recent trends in publication based on a scientific database. Int J Cardiovasc Imaging,2013,29 Suppl 1(1):1.
7. Watts JR Jr,Sonavane SK,Singh SP,et al. Pictorial review of multidetector CT imaging of the preoperative evaluation of congenital heart disease. Curr Probl Diagn Radiol,2013,42(2):40-56.
8. Grabitz RG,Kaemmerer H,Mohr FW. Adult patients with congenital heart disease. Internist,2013,54(1):20-27.
9. Ou P,Celermajer DS,Calcagni G,et al. Three-dimensional CT scanning:a new diagnostic modality in congenital heart disease. Heart,2007,93(8):908-913.
10. Ferguson EC,Krishnamurthy R,Oldham SA. Classic imaging signs of congenital cardiovascular abnormalities. Radiographics,2007,27(5):1323-1334.
11. Apitiz C,Webb GD,Redington AN. Tetralogy of Fallot. Lancet,2009,374(9699):1462-1471.
12. Aboulhosn J,Child JS. Management after childhood repair of tetralogy of fallot. Curr Treat Options Cardiovasc Med,2006,8(6):474-483.

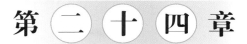

# 乳腺良性肿瘤

## 第一节　乳腺纤维腺瘤

图 24-1-1~ 图 24-1-3（文末彩图）为乳腺纤维腺瘤病例。

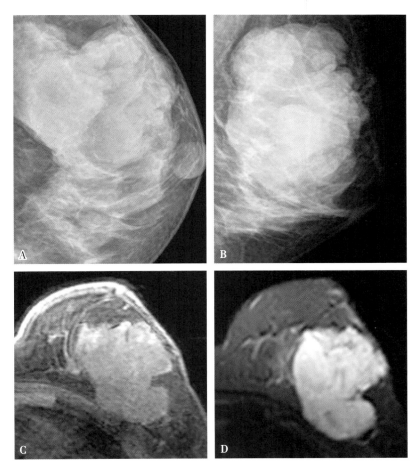

**图 24-1-1　左乳纤维腺瘤**

女性，45 岁，发现左乳肿块 1 周。A. 左乳钼靶头尾位；B. 左乳钼靶内外侧斜位；
C. MR 横断面 $T_1WI$ 脂肪抑制；D. MR 横断面 $T_2WI$ 脂肪抑制

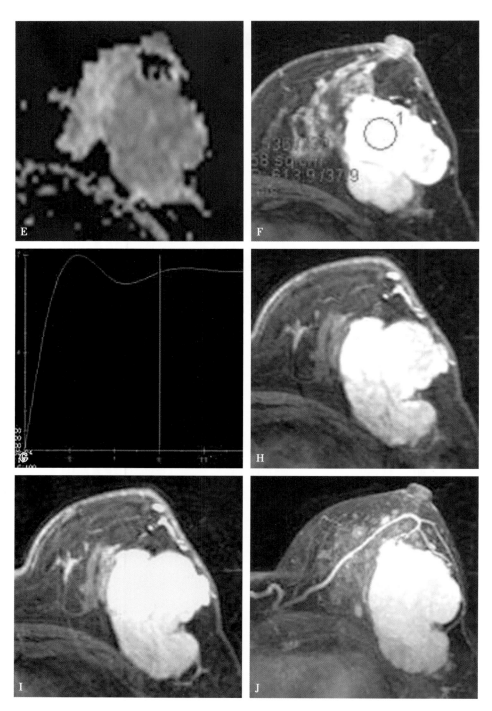

图 24-1-1（续）

E. 表观扩散系数（ADC）；F、G. 时间信号曲线；H. 增强后第一分钟；I. 增强后第五分钟；J. 增强后减影重建。示左乳外上象限腺体内边缘清晰、深浅分叶状肿块，呈等 $T_1WI$、稍长 $T_2WI$ 信号，扩散加权成像 ADC 值：$1.31 \pm 0.15(\times 10^{-3}mm^2/s)$，增强后时间信号曲线呈速升平台型，第一分钟明显强化，以后各期肿块呈持续均匀强化；BI-RADS 分型，3 类

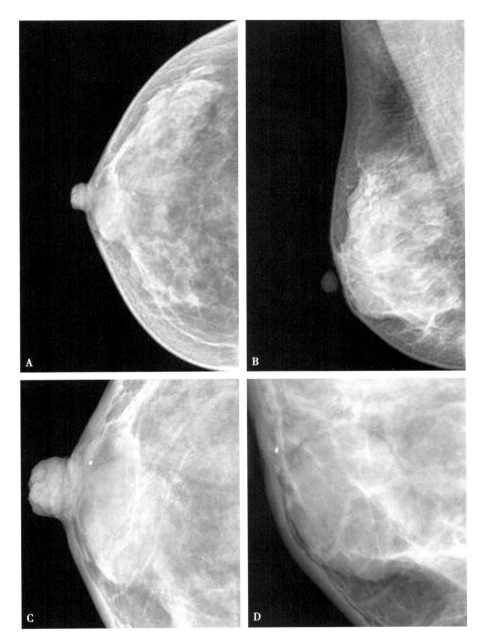

图 24-1-2　右乳纤维腺瘤

女性,40 岁,发现右乳肿块 3 天。A.左乳钼靶头尾位;B.左乳钼靶内外侧斜位;C、D.局部放大图。示右乳前部内下象限肿块,边缘清晰并见窄的透亮晕征、密度均匀;BI-RADS 分型,3 类

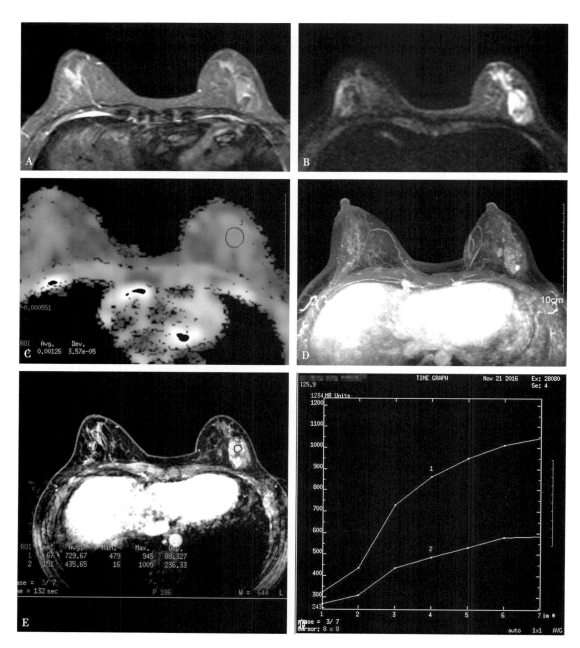

图 24-1-3 左乳纤维腺瘤

女性，46岁。A. MR 轴位脂肪抑制 T$_2$WI，示病灶区呈混杂稍高信号，其内可见低信号分隔（为纤维腺瘤的特征性表现）；B. MR 轴位 DWI 图，示病灶区呈高信号；C. ADC 图像，示病灶区（兴趣区1）ADC 值约为 1.26×10$^{-3}$mm$^2$/s；D. MR 动态增强扫描序列第三期 MIP 重建图像，清楚地显示了病灶位置及形态；E. MR 动态增强扫描；F. 图 E 兴趣区的动态增强曲线，兴趣区1为病灶位置，兴趣区2为正常腺体，时间-信号强度曲线1呈渐增型。术后病理证实为纤维腺瘤

【诊断要点】

①乳腺纤维腺瘤,是乳房良性肿瘤中最常见的一种,由乳腺纤维组织和腺管两种成分增生共同构成,肿瘤生长一般缓慢,常有包膜。乳腺纤维腺瘤可发生于青春期后的任何年龄的女性,但以 18~25 岁的青年女性多见。②X 线为轮廓清楚类圆形肿块,瘤周常见一窄的透亮晕环,密度均匀或伴粗大“爆米花”样钙化。③MRI 为 $T_1WI$ 低或等信号,瘤体内黏液及间质细胞含量导致 $T_2WI$ 信号多样化,增强后一般呈整体性较均匀强化,从无到显著强化都有。④ DWI 上 ADC 值减低不及恶性肿瘤明显。

【鉴别诊断】

(1) 乳腺叶状肿瘤:好发于 40~50 岁中年妇女,较纤维腺瘤患者发病年龄长 15~20 岁,肿块生长迅速,病史为 1 年左右,无论良恶性均可复发,一般乳腺叶状肿瘤直径要大于乳腺纤维腺瘤。钼靶 X 线摄影显示叶状肿瘤病灶为圆形或椭圆形高密度肿块影。边界大多清晰,边缘光滑,部分出现分叶,同时由于病灶对周围乳腺间质压迫形成低密度晕征,MRI 表现常为圆形或椭圆形肿块,$T_2WI$ 表现为较均匀稍高信号,病灶边界通常较清晰,可有分叶,毛刺少见,动态增强曲线常表现为 I 型或 II 型强化特征,多呈较均匀强化。这些改变与纤维腺瘤容易混淆,最终诊断依靠病理。

(2) 乳腺黏液癌:好发于绝经后老年女性,肿瘤常生长较快且血流丰富,可出现恶性钙化,部分黏液癌也表现为局限低密度肿块占位,类似纤维腺瘤表现,但黏液癌通常在 MRI 检查时 $T_2WI$ 表现为较明显高信号。

(3) 乳腺髓样癌:多见于 50 岁以下妇女,常伴随 *BRCA1* 基因突变,癌症早期手术切除乳腺髓样癌,预后良好。髓样癌质地较软,边界清楚,其临床诊断表现与乳腺纤维瘤类似,但髓样癌一般无包膜,影像检查时病灶边界常不清晰,而腺纤维瘤常有包膜,病灶边界较清晰。

# 第二节 乳腺大导管内乳头状瘤

图 24-2-1 示右乳大导管内乳头状瘤。

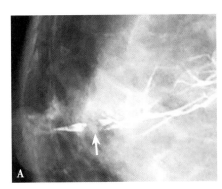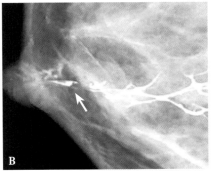

图 24-2-1 右乳大导管内乳头状瘤

女性,26 岁,发现右侧乳头溢液、间断血性 1 个月。A~D. 右乳导管造影

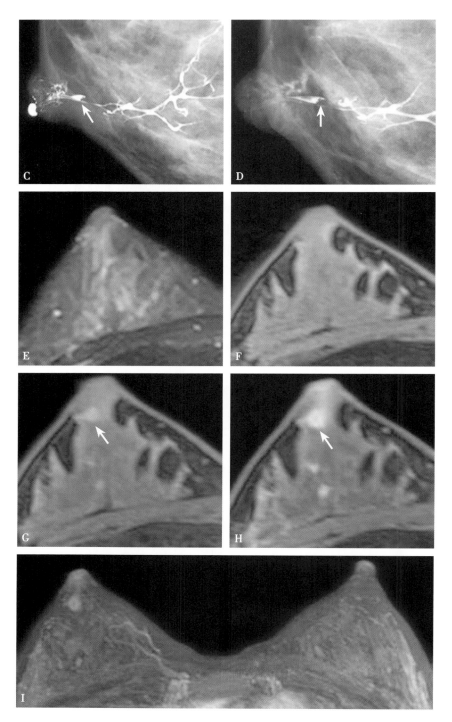

图 24-2-1(续)

E. MR 横断面 T$_1$WI 脂肪抑制;F. MR 横断面 T$_2$WI 脂肪抑制;G. 增强后第一分钟;H. 增强后第五分钟;I. 增强后减影重建。右乳导管造影示病变导管扩张,杯口状截断,平扫T$_1$WI 及 T$_2$WI 病灶显示不清,增强后第一分钟右侧乳头后方轻度强化边缘清晰结节,呈逐渐增强,第 5 分钟强化更明显;BI-RADS 分型,3 类

【诊断要点】

①起源于导管上皮,多数发生在乳晕区大导管内,常伴导管扩张;② X 摄片常为阴性,导管造影可见扩张导管杯口状截断、梗阻或充盈缺损;③ MRI 可见乳头后方轮廓光整圆形结节或肿物,时间信号曲线多为持续型。

【鉴别诊断】

导管造影不易鉴别乳头状瘤的良、恶性,MRI 动态增强有助鉴别。

# 第三节　乳腺叶状肿瘤

图 24-3-1、图 24-3-2 为乳腺叶状肿瘤病例。

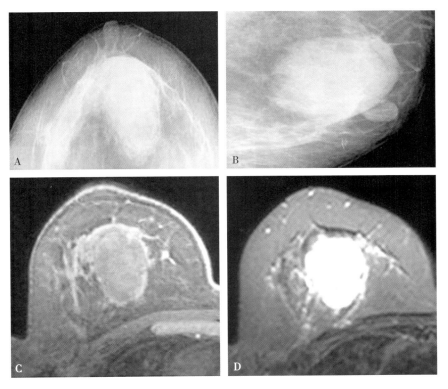

图 24-3-1　右乳交界性叶状肿瘤

女性,58 岁,发现右乳肿块 1 周。A. 右乳钼靶头尾位;B. 右乳钼靶内外侧斜位;C. MR 横断面 $T_1WI$ 脂肪抑制;D. MR 横断面 $T_2WI$ 脂肪抑制

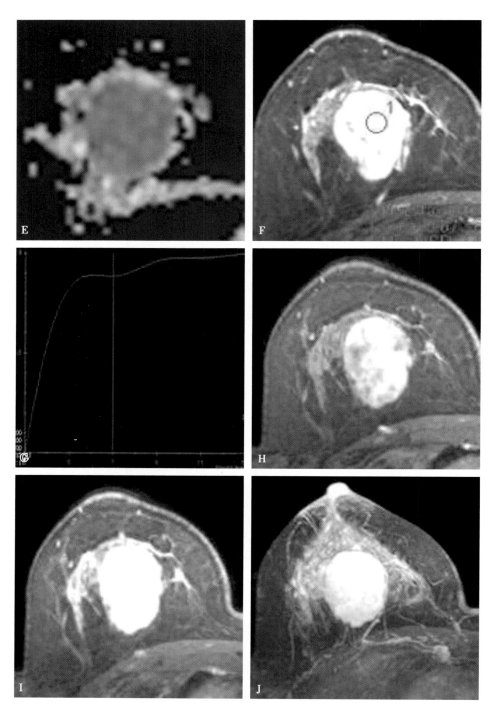

图 24-3-1(续)

E. ADC 图;F、G.时间信号曲线;H.增强后第一分钟;I.增强后第五分钟;J.增强后减影重建。
X 线右乳中份偏上象限高密度肿块,部分边界清晰,MR 为等 $T_1WI$、长 $T_2WI$ 信号,扩散加权成像 ADC 值:$1.12 \pm 0.12(\times 10^{-3}mm^2/s)$,增强后时间信号曲线呈速升平台型,第一分钟较明显强化,强化信号持续逐渐均匀;BI-RADS 分型,4 类

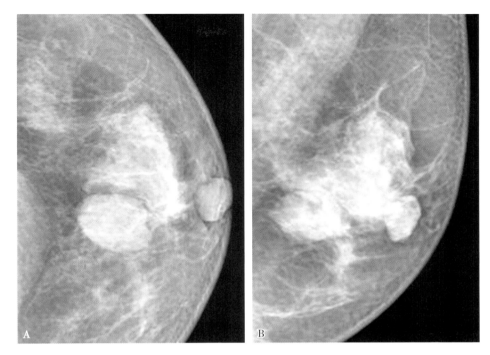

图 24-3-2　左乳良性叶状肿瘤

女性,46 岁。A. 左乳钼靶头尾位;B. 左乳钼靶内外侧斜位。示左乳内下象限肿块,边界清晰、密度均匀、浅分叶;BI-RADS 分型,3 类

【诊断要点】

①乳腺叶状肿瘤起源乳腺小叶旁特殊间质组织,由间质和上皮成分构成,根据组织学特征可分为良性、恶性及交界性。肿瘤好发于 40~50 岁中年妇女,肿块生长迅速,病史为 1 年左右,无论良恶性均可复发。②X 线表现为不规则分叶状、类圆形肿块、边界清晰。③MRI $T_1WI$ 以低信号为主,$T_2WI$ 以高信号为主,时间 - 信号曲线多为持续型或平台型。④DWI 上 ADC 值减低更多出现于交界性和恶性。

【鉴别诊断】

(1) 乳腺纤维腺瘤:乳腺良性肿瘤中最常见的一种,生长一般缓慢,常有包膜,边界清晰。乳腺纤维腺瘤可发生于青春期后的任何年龄的女性,但以 18~25 岁的青年女性多见。叶状肿瘤较小时与纤维腺瘤难以鉴别,X 线检查时纤维腺瘤表现为边缘光滑、锐利的圆形或阴影,密度均匀,有的在瘤体周围见一层薄的透亮晕。无血管增多现象。MRI 检查时乳腺纤维腺瘤表现为边界清晰肿块,增强后一般强化不明显或均匀轻度强化。

(2) 乳腺癌:最常见乳腺恶性肿瘤,好发于 50~54 岁女性,影像典型表现为不规则肿块,分叶或毛刺状改变,X 线可见恶性钙化,MRI 动态增强扫描时常表现为早期明显强化,强化多不均匀,动态增强曲线常表现为 Ⅱ 型或 Ⅲ 型强化特征,DWI 表现为高信号,ADC 值降低。

(任　静　周　鹏　刘肖敏)

# 第二十五章

# 乳腺恶性肿瘤

图 25-0-1~ 图 25-0-5(文末彩图)为乳腺恶性肿瘤病例。

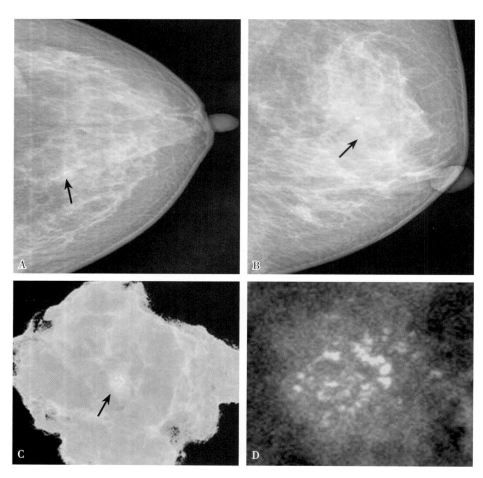

**图 25-0-1　左乳导管内癌(原位癌)**

女性,57 岁,体检发现左乳内沙粒样钙化灶 3 天。A. 左乳钼靶头尾位;B. 左乳钼靶内外侧斜位;C、D. 手术切下组织钼靶摄影及局部放大图

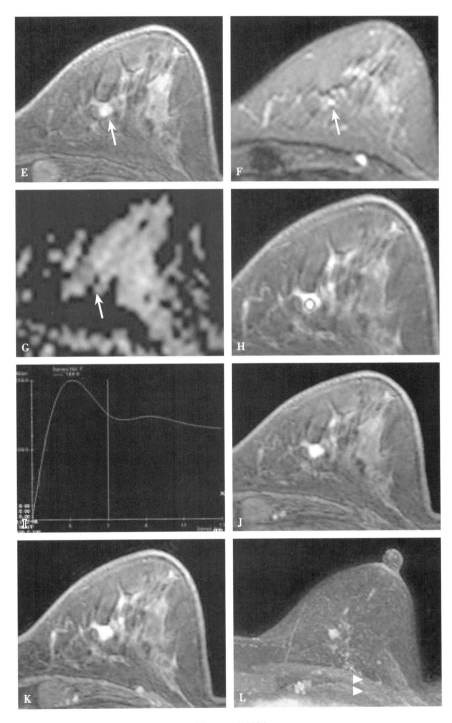

图 25-0-1(续)

E. MR 横断面 $T_1WI$ 脂肪抑制;F. MR 横断面 $T_2WI$ 脂肪抑制;G. ADC 图;H、I. 时间信号曲线;J. 增强后第一分钟;K. 增强后第五分钟;L. 增强后减影重建。X 线左乳内下象限成簇沙粒样钙化灶,MR 平扫与腺体基本呈等信号,扩散加权成像 ADC 值:$1.17\pm0.24$ $(\times10^{-3}\text{mm}^2/\text{s})$,增强后第一分钟较明显强化,时间信号曲线呈速升、速降型;BI-RADS 分型,5 类

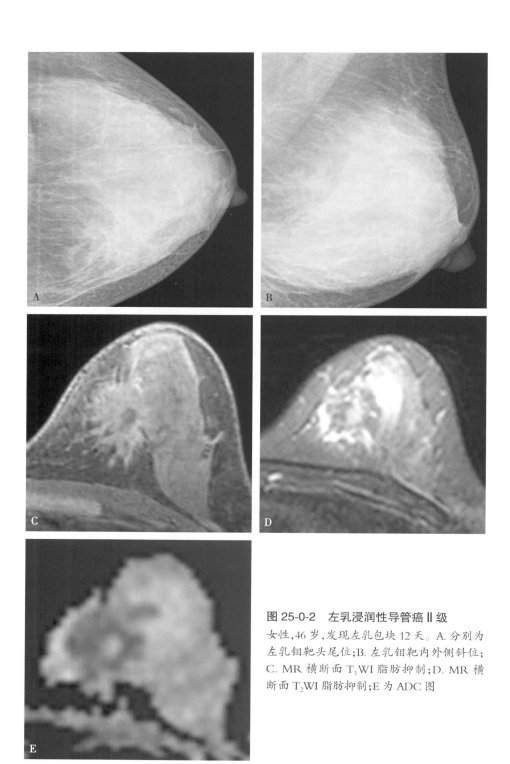

**图 25-0-2　左乳浸润性导管癌Ⅱ级**
女性,46 岁,发现左乳包块 12 天。A. 分别为
左乳钼靶头尾位;B. 左乳钼靶内外侧斜位;
C. MR 横断面 $T_1WI$ 脂肪抑制;D. MR 横
断面 $T_2WI$ 脂肪抑制;E 为 ADC 图

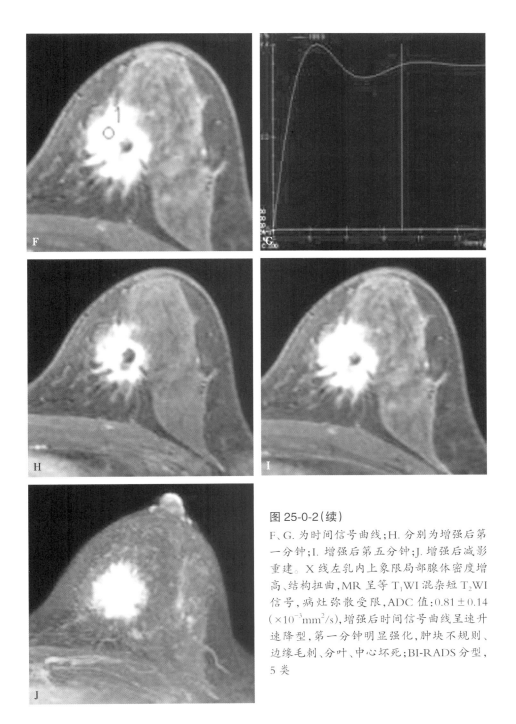

图 25-0-2（续）

F、G. 为时间信号曲线；H. 分别为增强后第一分钟；I. 增强后第五分钟；J. 增强后减影重建。X 线左乳内上象限局部腺体密度增高、结构扭曲，MR 呈等 $T_1WI$ 混杂短 $T_2WI$ 信号，病灶弥散受限，ADC 值：0.81±0.14（×$10^{-3}$mm²/s），增强后时间信号曲线呈速升速降型，第一分钟明显强化，肿块不规则、边缘毛刺、分叶、中心坏死；BI-RADS 分型，5 类

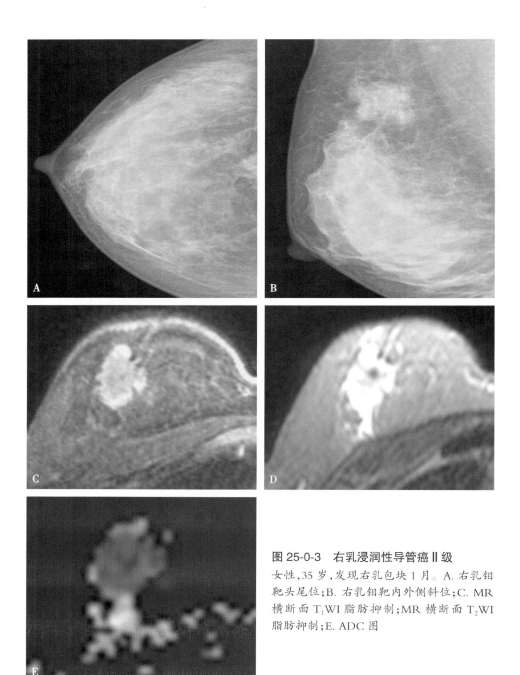

图 25-0-3　右乳浸润性导管癌Ⅱ级

女性,35 岁,发现右乳包块 1 月。A. 右乳钼靶头尾位;B. 右乳钼靶内外侧斜位;C. MR 横断面 $T_1WI$ 脂肪抑制;MR 横断面 $T_2WI$ 脂肪抑制;E. ADC 图

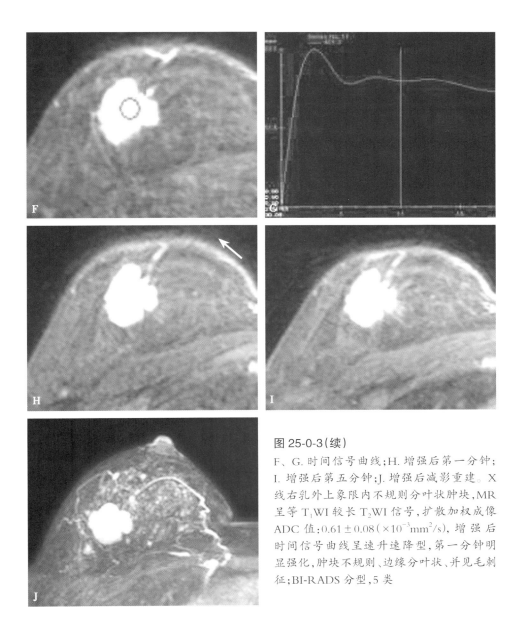

图 25-0-3（续）

F、G. 时间信号曲线；H. 增强后第一分钟；I. 增强后第五分钟；J. 增强后减影重建。X线右乳外上象限内不规则分叶状肿块，MR呈等 $T_1WI$ 较长 $T_2WI$ 信号，扩散加权成像ADC 值：$0.61 \pm 0.08 (\times 10^{-3} mm^2/s)$，增强后时间信号曲线呈速升速降型，第一分钟明显强化，肿块不规则、边缘分叶状、并见毛刺征；BI-RADS 分型，5 类

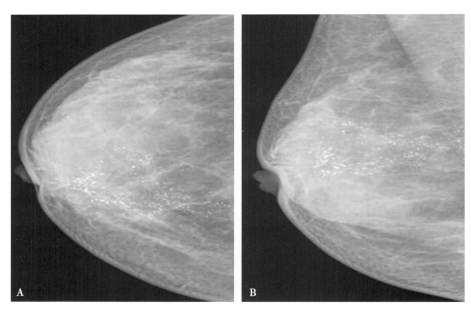

**图 25-0-4 右乳浸润性导管癌 Ⅰ-Ⅱ级伴周围高级别导管内癌成分**

女性,40 岁,发现右乳肿块 1 月。A. 右乳钼靶头尾位;B. 右乳钼靶内外侧斜位;右乳内上象限见成片沙砾样钙化,乳头内陷,乳晕区皮肤增厚;BI-RADS 分型,5 类

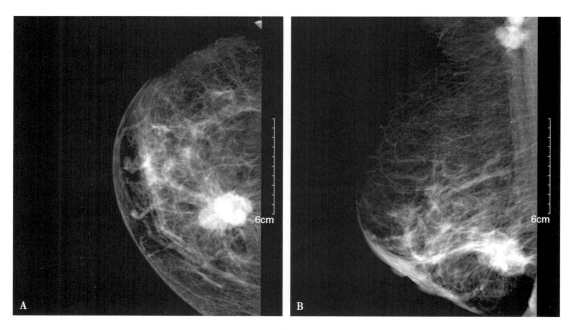

**图 25-0-5 右乳浸润性癌**

女性,70 岁,查体右乳内下象限可触及一大小约 3.0cm×4.0cm 的肿块,质硬,界欠清,活动度一般,酒窝征阴性,橘皮征阴性;右腋下可及多个肿大淋巴结较大约 1.5cm×2.0cm。A. 右乳钼靶头尾位;B. 右乳钼靶内外侧斜位

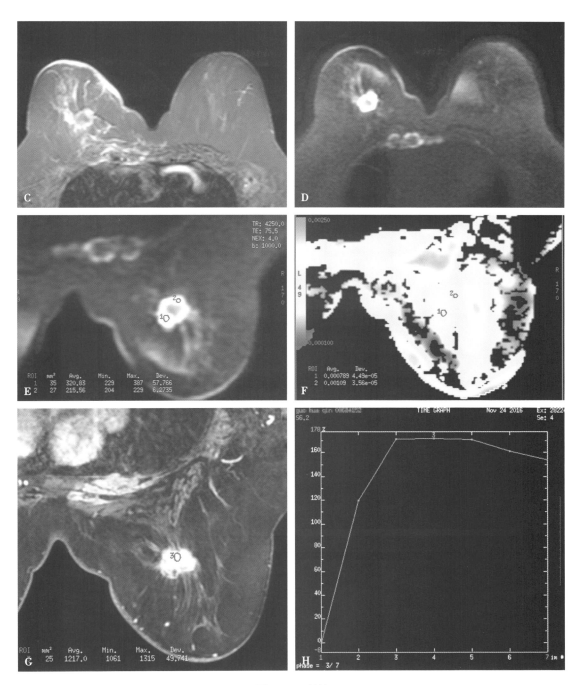

图 25-0-5(续)

C. MR 脂肪抑制 $T_2WI$；D. DWI；E、F. ADC 图；G. MR 动态增强扫描图像；H. 时间 - 信号强度曲线。示
右乳内下象限见大小约 2.2cm×3.1cm×2.3cm 高密度肿块影，形态不规则，呈分叶状，边界不清楚，边缘见
毛刺及"蟹足"样结构，内见较多量粗细不等、形态不一细小成簇钙化灶，右侧腋下见肿大淋巴结，横径约
2cm，实性。MRI $T_2WI$ 呈高低混杂信号，DWI 呈高信号，肿块的 ADC 值约为 0.79～1.09×$10^{-3}mm^2$/s，病灶
动态曲线呈流出型

【诊断要点】

①以 50~54 岁女性为发病高峰年龄,X 线摄片直接征象是有毛刺的肿块及密集细小钙化灶(每 5mm² 内超过 10 个),间接征象为腺体结构扭曲、密度不对称、乳头回缩、皮肤增厚;②MRI 有利于发现多中心病灶,常表现为不规则肿块,边缘毛刺状;动态增强病灶血供丰富、可伴从边缘向中心呈向心型强化;时间 - 信号曲线呈速升速降型或速升平台型;③DWI 上 ADC 值减低,减低幅度较良性肿瘤明显。

【鉴别诊断】

(1) 乳腺纤维腺瘤:乳房良性肿瘤中最常见的一种,生长一般缓慢,常有包膜,边界清晰。乳腺纤维腺瘤可发生于青春期后的任何年龄的女性,但以 18~25 岁的青年女性多见。X 线检查时纤维腺瘤表现为边缘光滑、锐利的圆形或阴影,密度均匀,有的在瘤体周围见一层薄的透亮晕。无血管增多现象,MRI 检查时乳腺纤维腺瘤表现为边界清晰肿块,增强后一般强化不明显或均匀轻度强化,一般根据典型影像表现可与乳腺癌鉴别。

(2) 乳腺叶状肿瘤:好发于 40~50 岁中年妇女,肿块生长迅速,无论良恶性均可复发,但钼靶 X 线摄影显示叶状肿瘤病灶多为圆形或椭圆形高密度肿块影,边界大多清晰,边缘光滑,部分可出现分叶,同时由于病灶对周围乳腺间质压迫形成低密度晕征,而 MRI 表现常为圆形或椭圆形肿块,T₂WI 表现为较均匀稍高信号,病灶边界通常较清晰,毛刺少见,动态增强曲线常表现为 Ⅰ 型或 Ⅱ 型强化特征,多呈较均匀强化,根据肿块形态学特征及动态增强曲线特点可与乳腺癌鉴别。

(任 静　周 鹏　刘肖敏　李 娟)

# 参 考 文 献

1. 石木兰. 肿瘤影像学. 北京:科学出版社,2006.

2. 汪晓红,彭卫军,杨文涛,等. 乳腺纤维腺瘤及与病理对照. 中华放射学杂志,2007,41(5):467-471.

3. 徐慧,贾文霄,周梅. 乳腺癌动态增强 MRI 表现与病理、分子预后指标的相关性分析. 中国医学影像学杂志,2011,19(2):121-128.

4. 刘明娟,张小玲,郭燕. 92 例乳腺癌的不典型 X 线征象及误诊分析. 影像诊断与介入放射学,2011,20(1):34-37.

5. 牛昀. 乳腺叶状肿瘤分子遗传学与分子病理学研究进展. 中华病理学杂志,2011,40(2):135-137.

6. Kaiser WA. 乳腺磁共振征象图谱. 顾雅佳,译. 沈阳:辽宁科学技术出版社,2009.

7. 中华医学会放射学分会乳腺学组,何之彦. 乳腺 X 线摄影检查和诊断共识. 中华放射学杂志,2014,48(9):711-717.

8. 中华医学会放射学分会乳腺学组,姜玉新. 乳腺超声检查和诊断共识. 中华放射学杂志,2014,48(9):718-722.

9. 中华医学会放射学分会乳腺学组,汪登斌. 乳腺 MRI 检查和诊断共识. 中华放射学杂志,2014,48(9):723-725.

10. 中华医学会放射学分会乳腺学组,秦乃姗. 乳腺影像检查概述. 中华放射学杂志,2014,48(9):707-710.

11. 周纯武,李静. 推进乳腺影像诊断的规范化建设,提高我国乳腺影像诊断水平. 中华放射学杂志,2014,48(9):705-706.

12. 刘佩芳,鲍润贤. 发挥综合影像诊断优势提高乳腺癌的整体诊断水平. 中华放射学杂志,2014,46(12):1061-1065.

13. 周纯武,张仁知. 乳腺影像学的现状与使命. 磁共振成像杂志,2014,5(4):241-245.

14. 马骥,王嵩,王夕富,等. 浆细胞性乳腺炎的比较影像学分析. 实用放射学杂志,2012,28(1):57-60.

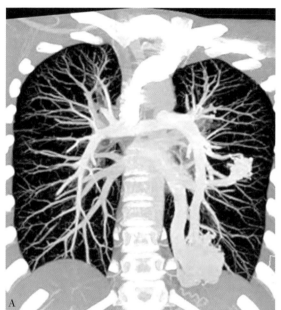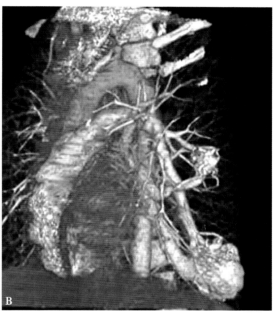

彩图 3-3-1　左下肺多发肺动静脉畸形

男性,27 岁,活动后心累、气紧、口唇发绀 2 年,咯血 2 天,左下肺闻及连续性血管杂音。A. 胸部增强 CT 最大密度投影图像;B. 容积再现图像,示左肺一大一小两个不规则团块状影,与肺动脉强化程度一致,均可见增粗的肺动脉供血及粗大的引流肺静脉

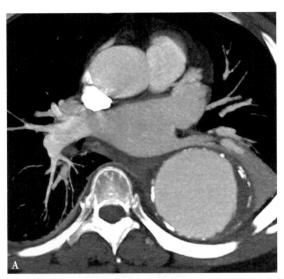

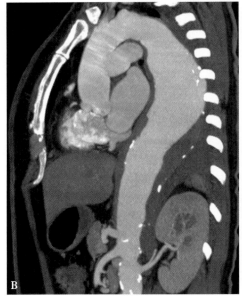
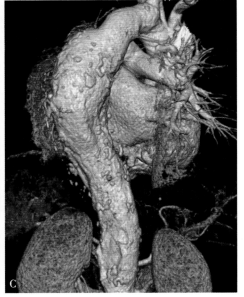

**彩图 12-3-3　梭-囊状胸主动脉瘤**

女性,39岁,胸痛2年,加重4个月。A. CT横轴位,示胸主动脉管径明显增粗,管腔强化不均,内见新月形附壁血栓,管壁见多发斑点状钙化,相邻左肺组织部分实变;B. CT斜矢状位,示胸主动脉瘤起自降主动脉起始段,终于肾动脉开口处,管腔内见明显附壁血栓,管壁钙化明显;C. CT三维容积重建,示胸主动脉全程,动脉瘤呈梭-囊状,管壁毛糙不光滑

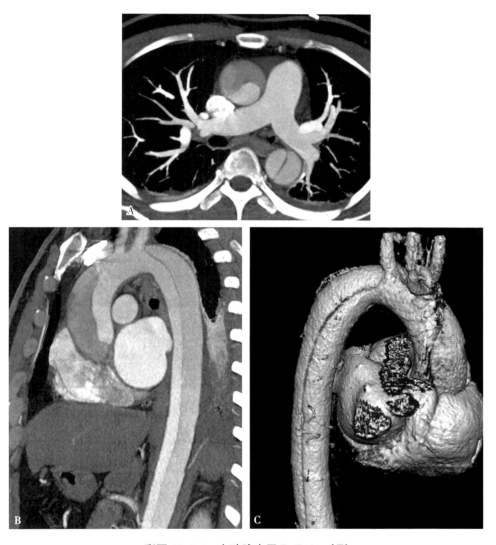

**彩图 12-3-4    主动脉夹层 DeBakeyⅠ型**

男性,37 岁,突发胸闷伴背部疼痛 8 小时。A. CT 横轴位,示升降主动脉双腔,假腔较大,密度较低,内膜片呈线样低密度,内膜片与假腔管壁呈锐角相交,显示为典型鸟嘴征,鸟嘴征位于假腔,是判断真假腔重要征象,双侧胸腔见少量积液;B. 斜矢状位,示主动脉弓全程,可见夹层累及升、降主动脉全程,真腔密度较假腔密度高,左颈总动脉、左锁骨下动脉起自真腔;C. 三维重建,可见内膜片自主动脉窦至降主动脉呈螺旋状,升主动脉、主动脉弓及降主动脉呈双腔

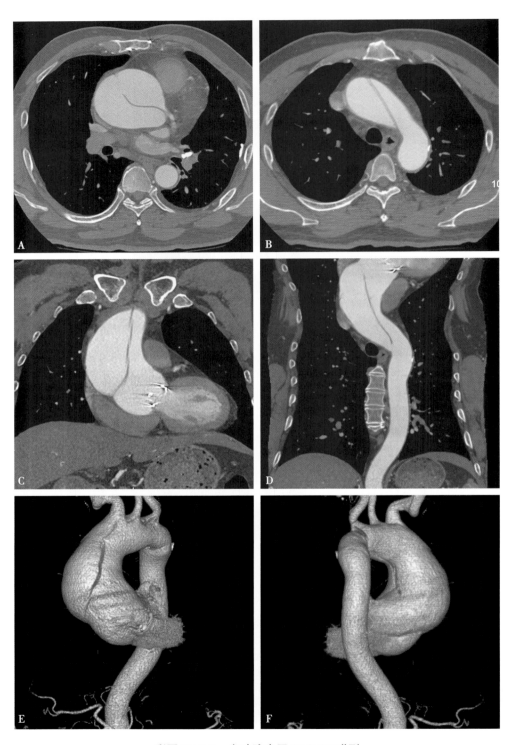

**彩图 12-3-5　主动脉夹层 DeBakeyⅡ型**

男性,62 岁,查体心脏彩超发现病变。A、B. CT 平扫,示升主动脉增粗,可见内膜片影及双腔改变;C~F. MPR 及 VR 重建,示主动脉夹层全貌,头臂干、左侧颈总动脉及左侧锁骨下动脉均发自假腔

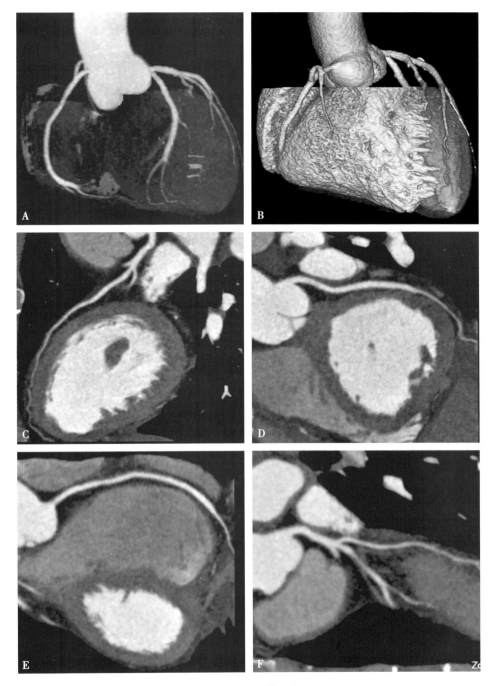

彩图 15-1-13　冠状动脉 CTA

A. 冠脉 MIP 图；B. 冠脉 VR 图像；C~F. 冠脉 CPR 图像，分别为左冠状动脉前降支、左冠状动脉回旋支、右冠状动脉、左冠状动脉第一对角支

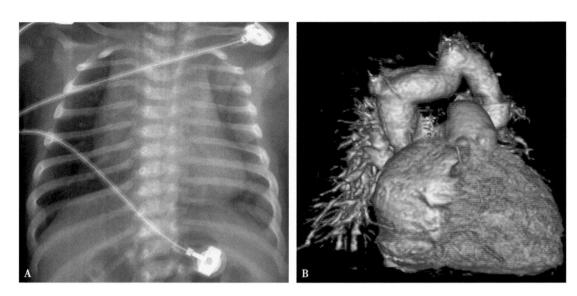

彩图 16-4-1　肺静脉异位引流

A.X 平片,示两侧肺血增多,肺门"舞蹈征";B. CT 三维重建,可见肺静脉与上腔静脉建立通道

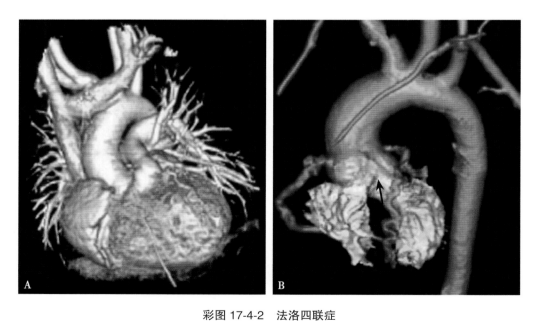

彩图 17-4-2　法洛四联症

女性,8 岁,活动后气促、发绀。A、B. CT 三维重建图像,箭头显示主动脉根部骑跨于缺损的室间隔之上

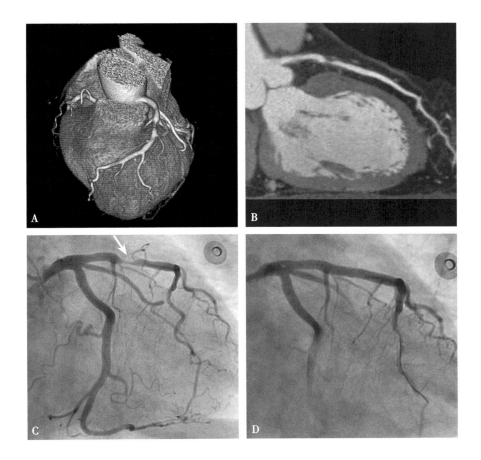

**彩图 18-1-1　冠状动脉粥样硬化性心脏病**

男性,73 岁,心前区疼痛反复发作 3 天。心电图提示心前壁心肌缺血。A. 冠状动脉 CTA 造影检查容积重建(VR)图像,可见前降支近段管腔明显狭窄;B. 冠状动脉 CTA 造影检查曲面重建(CPR)图像,可见左前降支近段软斑块形成,局部管腔重度狭窄,其余血管节段未见异常;C. DSA 造影,可观察到左前降支近段同样部位管腔重度狭窄存在(箭头);D. 该病变处置入支架后再次造影,示管腔基本恢复正常

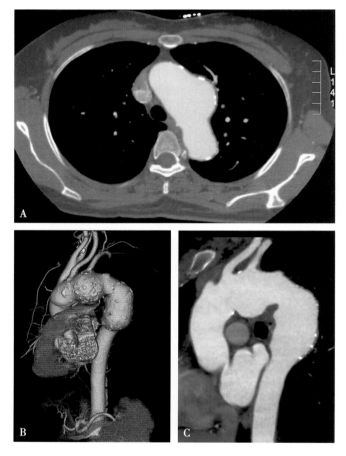

**彩图 20-1-1　胸主动脉瘤**

女性,52岁,患者以突发持续性胸部闷胀痛为主诉急诊来院。A. 主动脉CT增强图像,显示主动脉局限性瘤样扩张,直径超过正常主动脉直径的1.5倍;B. VR图像,可见主动脉弓部及降部上段走行迂曲,管腔可见多发瘤样扩张,胸主动脉下段管壁及管腔正常;C. MPR图像,可见管腔多发瘤样扩张,管壁不规则,并可见管壁点状钙化

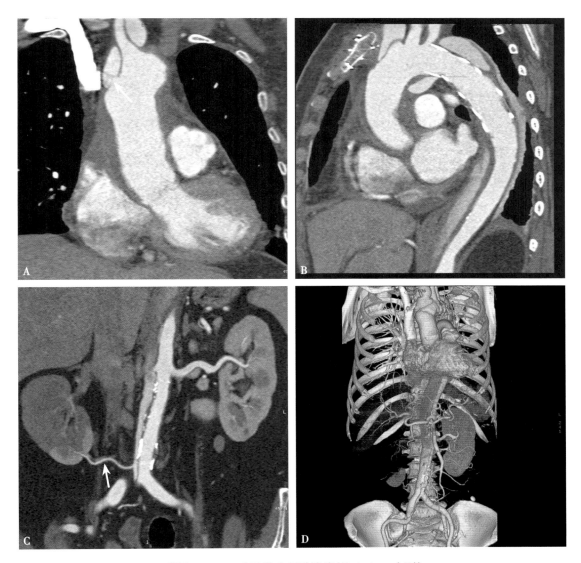

**彩图 20-2-1 主动脉夹层动脉瘤（Debakey Ⅰ型）**

女性，62 岁，腹部剧烈疼痛 4 小时急诊来诊。急诊主动脉 CTA 检查发现主动脉夹层。A. 冠状位 MPR 图像可见夹层起自升主动脉，累及右侧无名动脉，并可见内膜破口（白箭）；B. 矢状位 MPR 图像，可见夹层动脉向远侧血管延伸，累及胸主动脉全程血管，假腔内造影剂密度较低，提示夹层内血栓形成可能；C. 腹主动脉冠状位 MPR 图像，可见夹层向远侧累及腹主动脉至两侧髂动脉分叉处，右侧肾动脉起自血栓形成部位的假腔，致使右肾大部分无血流灌注，仅下极少部分肾皮质血流灌注正常，同时可见一血管分支起自假腔（白箭），局部假腔内造影剂充盈良好；D. VR 图像，正面观主动脉夹层的全貌，并可见右肾大部分未显影

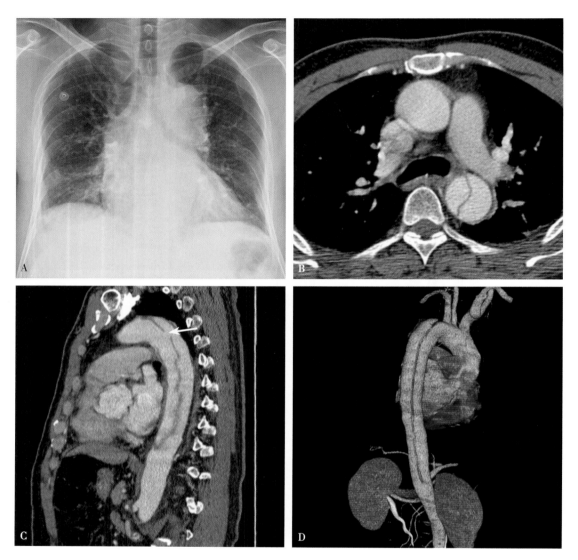

**彩图 20-2-2　胸主动脉夹层动脉瘤（Debakey Ⅲ型）**

男性,51 岁,突然胸部剧痛 12 小时急诊来诊。既往高血压病史 10 余年。A.后前位片,显示纵隔影明显增宽;
B.胸主动脉增强 CT 轴位图像,可见胸主动脉管腔增粗,管腔内见线状低密度影,将管腔分隔成内侧的真
腔和外侧的假腔,真腔较小;C.MPR 图像,可见胸主动脉降段管腔内条形低密度影,即掀起的内膜片(白
箭),并可见位于弓降部内膜破口;D.VR 图像从后面观,显示内膜片和真假腔的全貌,起自左锁骨下动脉
开口远侧

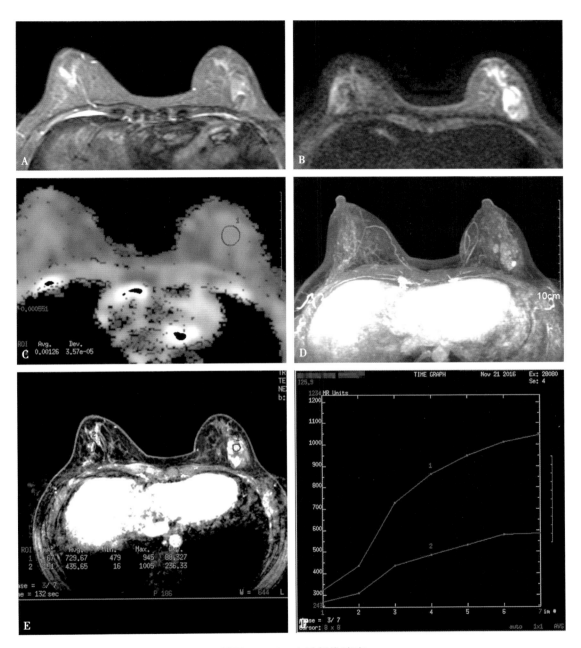

彩图 24-1-3　左乳纤维腺瘤

女性,46 岁。A. MR 轴位脂肪抑制 $T_2WI$,示病灶区呈混杂稍高信号,其内可见低信号分隔(为纤维腺瘤的特征性表现);B. MR 轴位 DWI 图,示病灶区呈高信号;C. ADC 图像,示病灶区(兴趣区 1)ADC 值约为 $1.26×10^{-3}mm^2/s$;D. MR 动态增强扫描序列第三期 MIP 重建图像,清楚地显示了病灶位置及形态;E. MR 动态增强扫描;F. 图 E 兴趣区的动态增强曲线,兴趣区 1 为病灶位置,兴趣区 2 为正常腺体,时间 - 信号强度曲线 1 呈渐增型。术后病理证实为纤维腺瘤

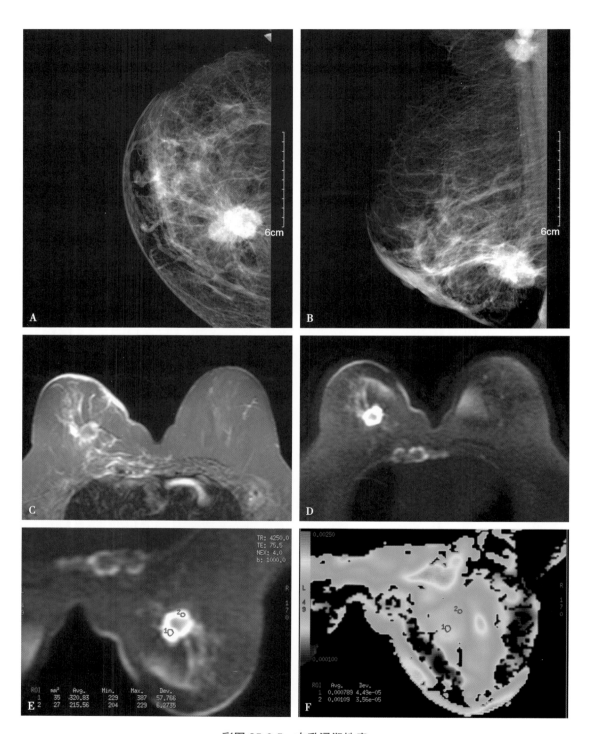

**彩图 25-0-5　右乳浸润性癌**

女性,70岁,查体右乳内下象限可触及一大小约 3.0cm×4.0cm 的肿块,质硬,界欠清,活动度一般,酒窝征阴性,橘皮征阴性;右腋下可及多个肿大淋巴结较大约 1.5cm×2.0cm 。A. 右乳钼靶头尾位;B. 右乳钼靶内外侧斜位;C. MR 脂肪抑制 T₂WI;D. DWI;E、F. ADC 图

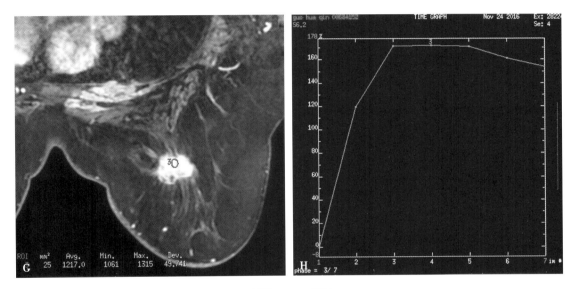

彩图 25-0-5（续）

G. MR 动态增强扫描图像；H. 时间 - 信号强度曲线。示右乳内下象限见大小约 2.2cm×3.1cm×2.3cm 高密度肿块影，形态不规则，呈分叶状，边界不清楚，边缘见毛刺及"蟹足"样结构，内见较多量粗细不等、形态不一细小成簇钙化灶，右侧腋下见肿大淋巴结，横径约 2cm，实性。MRI $T_2WI$ 呈高低混杂信号，DWI 呈高信号，肿块的 ADC 值约为 $0.79\sim1.09\times10^{-3}mm^2/s$，病灶动态曲线呈流出型